供生殖医学专业临床医生、规培生使用

辅助生殖技术
临床技能培训教程

李艳辉　主编　　　胡 芳　副主编

化学工业出版社

·北京·

内容简介

本书为华中科技大学同济医学院附属协和医院一线实战医师精心编写。全书概述了人类辅助生殖技术的发展历程，随后详细介绍了卵泡监测操作技术、女性不孕症的诊断、男性不育症诊治、不明原因不孕诊疗常规、排卵障碍性不孕的诊治、子宫内膜异位症相关不孕手术治疗、人工授精临床操作、体外受精-胚胎移植及其衍生技术临床操作、辅助生殖技术相关并发症及处理、生殖相关手术操作等内容。

本书对从事辅助生殖的临床医生、高校医学专业师生及相关科研机构研究人员具有良好的参考价值和指导作用。

图书在版编目（CIP）数据

辅助生殖技术临床技能培训教程 / 李艳辉主编； 胡芳副主编. -- 北京 ： 化学工业出版社，2025. 6.
ISBN 978-7-122-48056-9

I．R339. 2

中国国家版本馆 CIP 数据核字第 20250ZC437 号

责任编辑：邵桂林　赵兰江
责任校对：李雨晴　　　　　　装帧设计：关　飞

出版发行：化学工业出版社
　　　　　（北京市东城区青年湖南街 13 号　邮政编码 100011）
印　　　装：北京科印技术咨询服务有限公司数码印刷分部
710mm×1000mm　1/16　印张 12¼　字数 224 千字
2025 年 8 月北京第 1 版第 1 次印刷

购书咨询：010-64518888　　　　　售后服务：010-64518899
网　　址：http://www.cip.com.cn
凡购买本书，如有缺损质量问题，本社销售中心负责调换。

定　　价：59.00 元　　　　　　　　　　版权所有　违者必究

前言

  还记得在我最初进入生殖中心工作时，曾向老师请教，是否能推荐一些辅助生殖技术方面的专业教材进行学习。我至今清晰地记得，老师们当时的回答是："这类书籍稀缺且难以获取。"于是，在我们最初学习生殖医学时，知识的获取主要依赖于老师的言传身教以及学术会议中的专题学习。回顾整个过程，我深感学校的教育体系在各学科的教学上都具有系统性和层次性，尤其对于初学者而言，这种学习方式有助于我们迅速入门并掌握新技能。正因为如此，我坚信，专业的系统性培训教材对于新入职的医生、专业硕士及规范化培训医生来说，是不可或缺的。

  生殖医学和辅助生殖技术无疑是近年来发展最快的学科之一。体外受精-胚胎移植（IVF-ET）及其相关技术的快速演进，伴随着临床实践的不断变化，要求我们不断更新对学科的认知与技能。尽管近年来生殖医学领域的理论书籍层出不穷，但专门针对辅助生殖技术临床技能操作的教材依然非常匮乏。尤为突出的是，辅助生殖技术的临床技能与妇产科等其他亚专科相比，具有显著差异。无论是理念上，还是在具体操作手段上，辅助生殖技术都具有独特性。这些特殊之处在保障患者生育潜能和母婴健康方面起到了至关重要的作用。因此，针对临床的实际需求，我们编写了本培训教材，旨在为医学工作者提供实用的学习参考和操作指南。

  本教材紧密结合生殖中心的临床实际，内容围绕日常工作中常见的技术难点和临床问题，尤其是近年来治疗理念和技术手段显著变化的领域。我们力求通过系统化的编排，帮助读者更好地理解和掌握关键的临床操作技巧。尽管我们在编写过程中查阅了大量文献并跟进了最新的学科进展，但由于编者学识和精力的局限，书稿中难免存在不足之处。对此，我们诚恳期望广大同行提出宝贵的意见与建议，以便在再版时进行改进和完善。我们深知，辅助生殖技术不仅是一项专业性强的技术，更关乎人类生育和生命健康。在这一过程中，每一位临床医师的责任都举足轻重。因此，编写此书的初衷，是希望通过本教材，帮助更多从事辅助生殖技术的医务工作者提升专业素养，熟练掌握操作技能，从而为更多有生育需求的家庭提供更专业、更安全的医疗服务。我们真诚期待，本书能够在未来的临床实践中发挥积极作用，并为推动我国辅助生殖技术的发展贡献绵薄之力。

李艳辉
华中科技大学同济医学院附属协和医院
胡芳
湖北省妇幼保健院

目录

第五章　不明原因不孕诊疗规范 /033

第六章　排卵障碍性不孕的诊治规范 /039

第七章　子宫内膜异位症相关不孕手术治疗规范 /051

第八章　人工授精临床操作规范 /056

第九章　体外受精-胚胎移植及其衍生技术临床操作规范 /066

第十一章　生殖相关手术操作规范 /159

第一章

人类辅助生殖技术的
发展历程

一、辅助生殖技术的起源与早期探索

20 世纪初，随着生物学和医学领域的进步，科学家们开始对人类和动物的生殖生物学进行深入研究。这一时期的研究主要集中在动物模型上，尤其是家畜和小型实验动物（如兔子、小鼠等）的生殖过程。科学家们通过观察和实验，逐步掌握了卵母细胞的受精机制、胚胎的早期发育以及胚胎在子宫内的着床和发育环境等重要知识。这些基础研究为后来的辅助生殖技术（assisted reproductive technology，ART）提供了理论支撑。此外，在此阶段，科学家们通过剖析动物体内的生殖系统，了解了精子与卵子的结合过程及其对胚胎发育的影响。早期的实验尝试包括精子与卵子的体外接触、胚胎的培养等，这些实验虽然多发生在动物模型中，但也为理解哺乳动物卵子受精的过程提供了宝贵的资料。

1959 年，科学家在动物实验中首次成功地实现了哺乳动物的体外受精。这一突破为科学界展示了精子与卵子在体外结合的可能性。虽然这个实验是基于鸟类，但它为后来的哺乳动物体外受精奠定了实验基础。

20 世纪 20 年代末到 30 年代初，其他科学家进一步扩展了体外受精的研究，并成功在不同动物中实施了类似实验。通过这些实验，科学家们验证了精子和卵子能在体外成功结合并且胚胎可以在特定条件下继续发育。这些发现为后来的体外受精技术（in-vitro fertilization，IVF）打下了坚实的基础，特别是为人类 ART 技术的发展提供了直接的实验依据。这一时期的研究不仅使科学家们对卵母细胞的成熟、精子和卵子受精的条件有了更清晰的认识，也使人们初步掌握了如何模拟和调控体外的生殖过程。虽然此时的技术尚未能直接应用于人类，但这些早期的研究为后来的技术创新奠定了重要的基础。在随后的几十年里，基于这些研究成果，科学家们逐步克服了体外受精中的技术难题，最终实现了人类胚胎的体外受精和成功植入，为辅助生殖技术的发展开辟了新的方向。

二、人类辅助生殖技术的发展简史

人类辅助生殖技术的历史可以追溯到 19 世纪 90 年代，当时德国科学家 Schenk 开始尝试哺乳动物的卵子体外受精。虽然当时这些实验未能取得实质性进展，但它们为后来的研究奠定了基础。时间度过了 20 世纪中叶，体外受精技术逐渐从动物实验过渡到人类研究。20 世纪 50 年代，华裔美国科学家张明觉利用体内获能处理的精子进行兔体外受精试验，成功获得了世界上首例"试管动物"——试管兔。这一成就消除了生殖生物学界对于哺乳类卵子能否在体外成功受精的长期争论。60年代后期，随着技术的不断发展，体外受精的研究迅速取得了进展，在小鼠、家兔、猕猴等多个物种中成功实现了胚胎发育与后代出生。

1965年，美国的研究团队首次尝试了人类配子体外受精，尽管此尝试未能立刻成功，但它标志着人类体外受精技术的一个新起点。1977年，英国剑桥大学的Edwards教授与妇科专家Steptoe合作，成功地让卵子与精子在体外受精，并将胚胎移植回母体，最终使路易斯·布朗成为世界上第一个试管婴儿。这一突破标志着人类辅助生殖技术的正式诞生，成为生殖医学领域的里程碑事件。2010年，因其在体外受精领域的杰出贡献，Edwards教授被授予诺贝尔生理学或医学奖。

随着技术的不断改进，IVF技术在全球范围内得到了广泛应用。1985年4月和1986年12月，我国台湾、香港先后诞生了两地的首例通过IVF技术的婴儿。1988年3月10日，大陆的首例试管婴儿也在北京医科大学（现北京大学医学部）第三附属医院张丽珠教授领导的生殖中心诞生。1986年，澳大利亚首次报道了使用低温保存卵子后成功受孕并诞生了双胞胎。这项技术的进展使得卵子冷冻成为可能，为女性延迟生育提供了新的选择。1990年，英国科学家首次报道了在体外受精胚胎中进行遗传学筛查的成功案例，标志着遗传学检测在ART中的首次应用。1992年，比利时布鲁塞尔的医生团队首创了卵胞浆内单精子注射（intracytoplasmic sperm injection，ICSI）技术，成功解决了男性不育症的问题，极大地扩展了ART的适用范围。在此之后，ART技术不断创新。1994年，澳大利亚首次成功实现了多囊卵巢综合征患者的体外卵母细胞成熟（in-vitro maturation，IVM）及受精，进一步推动了辅助生殖技术的发展。

然而，ART技术的发展并不仅仅局限于IVF与ICSI技术。在20世纪80年代，植入前遗传学诊断（preimplantation genetic diagnosis，PGD）开始应用，帮助父母筛选出健康的胚胎，避免遗传病的传递。1989年，英国伦敦的科学家首次进行了胚胎植入前遗传学检查（PGD），并成功通过基因筛查技术帮助患有X染色体遗传病的夫妇获得健康的后代。随着技术的进步，PGD逐渐发展为胚胎植入前遗传学检测（preimplantation genetic testing，PGT），包括PGT-A（植入前非整倍体检测）、PGT-M（植入前单基因遗传病检测）和PGT-SR（植入前染色体结构重排检测），为更多家庭带来了福音。

三、辅助生殖技术的伦理与法律挑战

辅助生殖技术的迅速发展带来了许多伦理与法律问题，这些问题涉及技术应用中的道德界限、法律责任和社会责任等多个方面。首先，代孕作为一种第三方辅助生殖方式，已经成为伦理争议的焦点。代孕涉及的母婴关系、法律责任及人权问题十分复杂。代孕的伦理问题主要集中在代孕母亲的权益保护、代孕合同的合法性以及代孕过程中可能出现的权利冲突。例如，代孕母亲是否可以在孕期决定是否终止妊娠？如果代孕母亲在妊娠后决定放弃孩子，孩子的监护权归谁？这些问题不仅关乎代孕母亲的身体自主权，也直接影响胎儿及其未来父母的权益。此外，代孕往往涉及金钱交易，这也容易引发关于商业化代孕的伦理讨论。

另一个重要的伦理问题是胚胎处置问题。辅助生殖技术中，很多家庭会面临多余胚胎的存储与处置问题。在许多国家，胚胎冷冻保存成为了常见的技术手段，用于存储未使用的胚胎。然而，随着冷冻胚胎的长期保存，如何处置这些"未使用"胚胎成为了伦理和法律的难题。是否应该允许将这些胚胎销毁，还是应该提供更多选择，如供给他人或永久保存？不同的文化背景和宗教信仰对这一问题的看法存在很大的差异，且在某些国家，胚胎的处置涉及法律的严格监管。

同时，隐私与数据安全问题也在 ART 过程中变得越来越重要。辅助生殖技术涉及大量的个人健康信息，包括患者的生育历史、遗传信息、胚胎选择过程等敏感数据。这些信息的存储、处理和共享必须符合严格的隐私保护标准。数据泄露或滥用可能对患者的隐私造成极大损害，甚至引发法律诉讼。因此，确保数据安全和个人隐私的保护，已经成为辅助生殖技术在全球范围内面临的重要挑战。

在法律方面，不同国家和地区对辅助生殖技术的监管存在差异。许多国家已经出台了相应的法律法规，以规范 ART 的使用和管理。例如，中国在这方面逐步完善了相关法律，明确规定了辅助生殖技术的使用范围，规范了捐赠精子、卵子和代孕等行为。同时，法律还关注保护患者和供者的合法权益，确保技术的安全应用，防止不法行为的发生。然而，由于涉及的问题复杂且多样，不同国家对于辅助生殖技术的法律规定仍存在差异，这也要求国际社会加强对这类问题的讨论与协调，促进相关法律法规的统一与完善。

因此，辅助生殖技术的伦理与法律问题在其快速发展的同时也给社会带来了诸多挑战。如何在保证技术进步的同时，妥善处理涉及伦理、法律与社会责任的难题，将是未来辅助生殖技术可持续发展的关键。

四、人类辅助生殖技术的发展趋势与未来展望

随着科技的不断进步，辅助生殖技术（ART）正迎来新的发展机遇和挑战。个性化医疗和精准医学在 ART 中的应用，正逐步改变传统的生育治疗模式。个性化医疗通过基因组学和分子生物学技术，能够根据每位患者的具体遗传背景、疾病特征及生理状况，定制更为精准的治疗方案。这种个性化的方法能够提高治

疗的成功率，减少并发症，并有效避免不必要的治疗干预。此外，基因组学技术的引入，特别是在植入前遗传学检测（PGT）等领域的应用，能够提前筛选出优质胚胎，避免遗传病的传递，同时满足不同患者对生育健康的需求。

人工智能（AI）与大数据技术的应用，正快速推动辅助生殖技术进入新的阶段。AI可以通过分析大量的临床数据和胚胎形态学特征，帮助医生做出更加精确的胚胎选择，提高胚胎移植的成功率。大数据的引入，也使得医生能够实时追踪患者的治疗进展，发现潜在的问题并进行及时调整。此外，实验室操作的自动化程度不断提高，AI辅助的实验室设备和技术可以极大地提高实验室操作效率，减少人为误差，从而进一步提高治疗效率和成功率。这些技术的集成，不仅能够帮助医生做出更科学、个性化的决策，还能大大缩短治疗周期，降低患者的经济负担。

然而，尽管ART技术在不断突破，但未来仍将面临一系列挑战。技术瓶颈仍然存在，尤其是在胚胎选择、卵母细胞和精子的质量优化，以及如何提高治疗的全体成功率等方面。此外，随着技术的发展，伦理争议和法律问题也日益突出。诸如代孕、胚胎选择、基因编辑等敏感议题，将继续引发全球范围内的伦理和法律讨论，这也意味着ART的发展将受到更为严格的监管。尽管如此，随着新兴技术，如人工智能、基因编辑、再生医学等的不断突破，ART有望克服当前的技术瓶颈，进一步提高治疗效果、降低成本，并为越来越多的不孕不育患者带来希望。未来，ART技术的进步不仅将推动生殖医学领域的发展，还将在改善人类生育健康、预防遗传病等方面发挥重要作用。

（李艳辉）

第二章

卵泡监测操作技术规范

一、卵泡监测的理论基础

（一）女性的卵泡发育与成熟

女性进入青春期后，卵泡的发育和成熟过程依赖于促性腺激素的刺激。每个月女性卵巢中会有一批卵泡开始发育，经过募集和选择，通常只有一个卵泡能够最终发育成优势卵泡，并成熟排卵。其他卵泡则在发育过程中由于细胞凋亡而自行退化，这一过程被称为卵泡闭锁。

女性一生中，通常只有400~500个卵泡能够成熟并排出，占卵巢内卵泡总数的约0.1%。卵泡的发育从原始卵泡到初级卵泡的转化开始，原始卵泡可在卵巢内休眠数十年，直到被激活开始发育。原始卵泡的发育过程始于月经周期开始之前，且从原始卵泡发育到窦前卵泡大约需要9个月的时间。随后，从窦前卵泡发育到成熟卵泡，经历了持续生长期（1~4级卵泡）和指数生长期（5~8级卵泡），整个过程大约需要85天，跨越了大约3个月经周期。卵泡发育的最后阶段，通常需要约15天，属于月经周期的卵泡期。

根据卵泡的形态、大小、生长速度和组织学特征，可将其生长过程分为以下几个阶段：

（1）原始卵泡　由停留于减数分裂双线期的初级卵母细胞被单层梭形前颗粒细胞围绕而形成。此阶段在超声下不可见。

（2）窦前卵泡（preantral follicle）　包括初级卵泡和次级卵泡。原始卵泡的梭形前颗粒细胞分化为单层立方形颗粒细胞之后成为初级卵泡（primary follicle）；初级卵泡颗粒细胞的增殖使细胞的层数增至6~8层（600个细胞以下），卵泡增大，形成次级卵泡（secondary follicle）。窦前卵泡在超声下亦不可见。

（3）窦状卵泡　在雌激素和卵泡刺激素（follicle-stimulating hormone，FSH）的协同作用下，颗粒细胞间积聚的卵泡液逐渐增加，最终形成卵泡腔，导致卵泡的直径增大至约500μm，称为窦状卵泡。窦状卵泡在经阴道超声下可见。临床上，所谓的窦卵泡计数（antral follicle count，AFC）通常指测量女性卵巢中直径在2~9mm之间的卵泡数量，AFC检查的最佳时间一般是在月经周期的第2至第5天。

在月经周期的第7天左右，FSH阈值最低的卵泡会在一群被"募集"的发育卵泡中优先发育为优势卵泡，而其余卵泡则逐渐退化并闭锁，这一过程被称为"选择"。到了月经周期的第11至第13天，优势卵泡的直径增大至约18mm，开始大量分泌雌激素，导致血清雌激素浓度上升至约300pg/mL。在此阶段，FSH

的刺激促使颗粒细胞出现黄体生成素（luteinizing hormone，LH）受体和催乳素（prolactin，PRL）受体，使卵泡具备了对 LH 和 PRL 的反应能力。此时，卵泡已经发育为排卵前卵泡。

（4）排卵前卵泡　这是卵泡发育的最后阶段，又称为成熟卵泡或赫拉夫卵泡。此时，卵泡液急剧增多，卵泡腔显著扩大，卵泡体积增大至直径 18～23mm，并突出至卵巢表面。卵泡的结构从外到内依次为：卵泡膜、颗粒细胞层、卵泡腔卵丘、放射冠、透明带以及卵母细胞。

（二）排卵

卵细胞和它周围的卵冠丘复合体（OCCC）一起从卵巢排出的过程称为排卵（ovulation）。排卵过程包括卵母细胞完成第一次减数分裂和卵泡壁胶原层的分解及小孔形成后卵子的排出活动。排卵前，由于成熟卵泡分泌的雌二醇（E2）在循环中达到对下丘脑起正反馈调节作用的峰值（E2≥200pg/mL），促使下丘脑 GnRH 大量释放，继而引起垂体释放促性腺激素，出现 LH/FSH 峰。LH 峰是即将排卵的可靠指标，出现于卵泡破裂前 36 小时。LH 峰使初级卵母细胞完成第一次减数分裂，排出第一极体，成熟为次级卵母细胞。在 LH 峰作用下排卵前卵泡黄素化，产生少量孕酮。

排卵时随卵细胞同时排出的还有透明带、放射冠及小部分卵丘内的颗粒细胞。排卵多发生在下次月经来潮前 14 日左右。排卵可由两侧卵巢轮流发生，也可由一侧卵巢连续发生。

（三）黄体的形成与退化

排卵后，卵泡液流出，导致卵泡腔内的压力下降，卵泡壁逐渐塌陷并形成褶皱。卵泡内的颗粒细胞和卵泡内膜细胞向内部侵入，周围被结缔组织形成的卵泡外膜包围，最终共同形成黄体（corpus luteum）。在排卵后的 7～8 天（大约是月经周期的第 22 天左右），黄体的体积和功能达到顶峰，黄体直径可达到 1～2cm，呈黄色外观。如果排出的卵子成功受精并且囊胚着床，黄体会转变为妊娠黄体，并持续到妊娠约 3 个月时才开始退化。如果卵子未受精，或即使受精但囊胚未着床，则在非受孕周期中，黄体通常会在排卵后 9～10 天开始退化，黄体功能维持约 14 天。随着黄体退化，黄体细胞逐渐萎缩并变小，最终形成白体。黄体退化后，月经开始，新的卵泡在卵巢中开始发育，标志着新的周期的开始。

二、卵泡监测适用范围

（1）有生殖需求患者，预测自然周期及诱导排卵周期中的卵泡排出时间、观察卵泡生长情况，从而指导同房或选择取卵及胚胎移植时机。

（2）卵泡异常发育、排卵功能障碍、黄体功能不全的诊断。

（3）辅助生殖技术前卵巢功能的评估，指导方案及用药。

（4）了解内分泌因素异常、异常子宫出血、月经失调的卵泡情况，评估用药疗效。

（5）异常妊娠结局（如习惯性流产、异位妊娠）的预测及原因寻找。

三、卵泡监测的内容要求

对于有性生活的女性且能够接受检查者，经阴道超声检查应是卵泡监测的首选方法；而对于无性生活者，若需要进行卵泡监测，则可选择经直肠超声检查。由于经腹超声难以准确评估卵泡的大小和数量，因此不适用于卵泡监测。

进行卵泡监测时，应使用频率带宽至少为8MHz的阴道内超声探头。排卵监测的超声报告应至少包含以下内容：

（1）患者的末次月经。

（2）超声探头传感器带宽频率。

（3）检查的评估方法/路线。

（4）每侧卵巢的卵泡总数及各卵泡的长×宽径，此外，还应记录卵巢囊肿、黄体及直径≥10mm的优势卵泡。

（5）每侧卵巢的三维空间和体积。

（6）参考子宫内膜厚度和外观报告；三层子宫内膜评估可用于筛查子宫内膜病理。

（7）其他卵巢和子宫病理。

四、卵泡监测频次要求

1. 月经规则女性

对于月经周期为28～30天的女性，优势卵泡通常在月经周期的第6至8天开始发育，初次卵泡监测可在月经周期的第9至10天进行。此后，根据优势卵泡的大小来确定下一次的监测时间。通常每个周期的B超监测次数为3～4次，排卵日通常发生在月经前约 14 天。卵泡大小的判断标准如下：

(1) 直径>10mm 的卵泡称为生长卵泡。

(2) 直径>12mm 的卵泡称为优势卵泡。

(3) 直径>18mm 的卵泡称为成熟卵泡。

(4) 成熟卵泡直径范围为 17～24mm，呈圆形或椭圆形，体积为 2.5～8.5mm³。

优势卵泡的生长速度大约为 1～2mm/d，接近排卵时，卵泡的最大生长速度可达 2～3mm/d。根据这一生长规律，可以为下一次监测指定以下时间间隔：

(1) 若卵泡最大直径<10mm，下次监测的间隔为 6～7 天。

(2) 若优势卵泡直径为 10～12mm，下次监测的间隔为 3～4 天。

(3) 若优势卵泡直径为 13～15mm，下次监测的间隔为 2～3 天。

(4) 当优势卵泡直径>16mm 时，下次监测的间隔为 1～2 天。

在自然周期中，基础体温升高后，如果 B 超显示卵泡消失或塌陷，通常表明已发生排卵。在促排卵周期中，当卵泡直径达到 18～20mm 时，表明卵泡已成熟，可以注射 HCG，48 小时后再观察是否发生排卵。

2. 月经不规则者

一般从月经第 3～5 天开始，观察窦卵泡数量；月经周期的第 9～10 天通常开始进行卵泡监测，之后根据卵泡的生长情况，每 2～3 天进行一次检查。当卵泡最大直径超过 15mm 时，应增加监测频率，可以每日或隔日进行监测；当卵泡直径超过 18mm 时，视为成熟卵泡，此时可进行排卵诱导。

通常，妊娠所需的子宫内膜厚度应在 7mm 以上，而最佳种植窗口期的子宫内膜厚度为 9～11mm。根据卵泡的生长速度，可以适当调整监测时间间隔。对于曾有提前排卵史的患者，当卵泡发育至直径 14mm 以上时，应增加监测频次，以便及时发现排卵。

当优势卵泡发育成熟，直径达到 18～23mm 时，在自然周期中，患者可自测基础体温，如果体温升高超过 0.5℃（约 36.7℃以上），可以复查 B 超，观察是否已发生排卵。如果在月经周期的第 20～25 天，仍未观察到优势卵泡，则可以视为无排卵周期，此时可建议患者进行诱导排卵治疗。

五、卵泡监测的具体操作规程

（一）卵泡监测的注意事项

在进行卵泡监测时，必须做到以下几点：

（1）患者情况询问　在操作前，向患者询问是否有性生活，并根据情况决定是否进行阴道或直肠超声检查。

（2）核对患者信息　操作前务必仔细核对患者的个人信息，确保病历正确无误，以免出现误诊或错误操作。

（3）翻阅患者病历信息　在操作前参考患者的病历，确保对患者的相关信息有所了解，做到心中有数，避免遗漏任何重要信息。

（4）患者指导与防护　每次进行B超检查时，提醒患者更换清洁的垫单。同时，医生在进行检查前需更换避孕套，保证操作的卫生与安全。

（二）准备事项

（1）设备与工具　检查所需的设备包括B超机、避孕套、耦合剂、垫单等，确保所有设备处于良好的工作状态。

（2）仪器调整　调整B超设备的预设程序，选择经阴道超声探头或经直肠超声探头，确保图像质量达到最佳。用冻结功能锁定关键图像，并定位测量位置，准确标记参考点和测量数值。

（3）患者信息确认　再次确认患者婚否以及需要检查的项目，确定是否需要进行阴道B超或直肠B超。

（4）体位要求　对于有性生活史的女性，可以在膀胱截石位下进行阴道B超；对于无性生活史的女性，在膀胱截石位的基础上，将双腿抬高并抱至胸前，暴露肛门，进行直肠B超。

（三）卵泡监测的标准操作方法

（1）子宫大小测量　首先从宫颈找到整个宫体，测量从宫颈内口到宫底的长度，并记录最长径；接着测量宫体最宽处的垂直直径，即为子宫的厚度。转换探头至子宫横径，观察并测量宫腔内膜的延伸情况，确保内膜下约1cm的子宫宽度准确测量。

（2）肌壁回声评估　根据回声强度进行判断，通常可以是均匀回声或欠均匀回声，肌壁可能会呈现放射状增粗增强的特征，或低回声等情况。

（3）子宫内膜厚度测量　测量子宫内膜前后壁的厚度，通常选择在内膜底端1cm处，测量内膜与子宫肌层的交界处的距离。

（4）内膜形态评估　根据回声特点进行分类。

① A型：呈三线型，内外两层为强回声线，中间为低回声或暗区。

② B型：回声均匀，内膜中线断续。

③ C型：均质强回声，内膜中线不明显。

（5）节育环的超声检查 通过超声检查节育环的位置，测量环顶端至宫底的距离，如果超过 2cm，应进一步测量环顶端至内膜顶端的距离。若患者子宫较大（如子宫腺肌病患者），则需特别注明节育环是否位于内膜顶端。

（6）卵巢及卵泡监测 测量卵巢的大小，选择最大界面，测量卵巢的长径和垂直宽径。对于卵泡测量，从卵泡的最大界面测量长径和宽径（图 2.1），观察卵巢内是否有低回声、强回声或非纯液性暗区等异常。

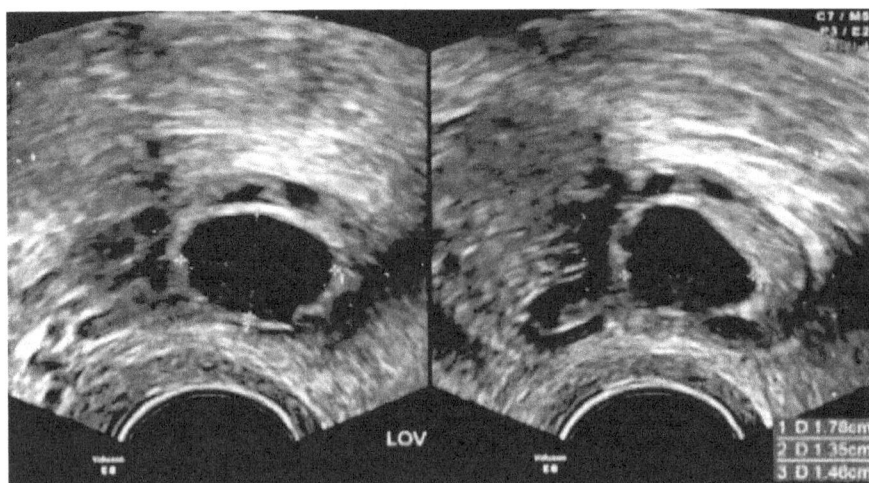

图 2.1 卵泡的测量

（7）盆腔积液 对于盆腔积液，选择最大积液界面，进行长径和宽径测量，记录积液的特征和大小。

（8）早孕监测 早孕检查时，应尽量操作轻柔，确保准确性同时减少对患者的刺激，避免反复操作引起不适。

① 子宫大小：按照常规方法测量子宫大小，与卵泡监测方法相同。

② 孕囊测量：截取孕囊的最大界面，沿内缘测量孕囊的大小，并观察孕囊内是否有卵黄囊、胚芽及心管搏动。沿胚芽最长界面测量胚芽长度，并记录孕囊个数。如果为辅助生殖患者，若孕囊个数超过 1 个（如双胎等），需建议减胎并进行签字。

③ 孕囊旁回声观察：注意观察孕囊旁是否有低回声区域，测量其长径和宽径。

④ 宫角与附件：观察宫角及双侧附件，特别注意卵巢旁是否有包块附着，排除异位妊娠的可能性，尤其是宫内外同时妊娠的风险。

（9）异常超声的诊断描述

① 子宫肌瘤：肌瘤回声通常与肌壁相似或略低，边界清晰，需特别注意肌

瘤的位置，是否靠近宫底或宫颈，是否突向浆膜外，或是否对内膜造成压迫。

② 子宫腺肌病：子宫形态可能正常或增大，肌层回声增粗增强，边界可能不清晰。

③ 宫腔内所见性质：内膜内出现强回声团或无回声等，需根据情况进一步判断。

④ 节育环位移：正常情况下，环顶端至宫底距离不应超过 2cm。若子宫较大，则根据环与内膜顶端的距离进行评估。

⑤ 多囊卵巢改变：卵巢内出现直径 2～9mm 的卵泡 12 个以上，提示多囊卵巢。

⑥ 附件包块：卵巢内或卵巢旁出现低回声、强回声或非纯液性暗区等，需进一步判断其性质。

（10）危急情况与应对

① 月经期间检查：如患者月经期间进行检查，需使用双层避孕套包覆探头，并且检查者佩戴手套。检查结束后，需对探头进行彻底消毒。

② 传染病患者检查：对于已知传染病的患者，应在超声排卵表上做特殊标记（如△）。检查过程中同样需使用双层避孕套，并佩戴手套，检查结束后消毒探头。

③ 疑难情况处理：在检查过程中若遇到图像不清或不确定的情况，应及时请其他 B 超医生或门诊医生会诊。如仍无法明确，建议择期进行妇产科彩超检查。

（李艳辉）

第三章

女性不孕症的诊断规范

不孕症（infertility）是指一对夫妻在未采取避孕措施并保持规律性生活至少12个月的情况下，未能成功怀孕。临床妊娠是指通过超声检查确认存在一个或多个妊娠囊，并伴有妊娠的临床征象。异常的临床妊娠包括异位妊娠（如子宫颈妊娠和瘢痕妊娠）、胚胎停育、早期或晚期流产、死胎、早产、过期妊娠和死产，但不包括生化妊娠。广义上，不孕症不仅包括无法怀孕的情况，还包括不能顺利获得活产的情况。根据世界卫生组织（WHO）的定义，不孕症是指一对夫妻在保持规律性生活并未使用任何避孕措施的情况下，至少1年内未能成功怀孕。

一、病因分类

不孕症根据女方和男方是否曾有过临床妊娠，分为原发性不孕症和继发性不孕症。根据病因的不同，可分为女性因素不孕症、男性因素不孕症和原因不明不孕症。

（一）女性不孕症

女性不孕症的病因主要包括排卵障碍和盆腔因素两个方面，具体通过影响卵母细胞的生成、发育、排出、运输、受精，或胚胎的早期发育、着床等多个环节，进而导致不孕。

1. 排卵障碍

排卵障碍的常见原因包括：

（1）下丘脑性闭经或月经失调，常见原因有：①进食障碍性闭经；②过度肥胖或过度消瘦、剧烈运动等因素，导致体内脂肪比例异常，影响体内激素水平，从而导致月经紊乱及排卵障碍；③特发性低促性腺激素性腺功能减退，这种情况下，女性体内的促性腺激素水平较低，导致卵巢功能受限；④Kallmann综合征、药物因素等，Kallmann综合征为一种遗传性疾病，导致下丘脑对性激素的分泌出现异常，进而影响排卵。

（2）垂体性闭经或月经失调，常见的有特发性高催乳素血症、高催乳素血症相关疾病、垂体腺瘤等，这些都可能干扰排卵和月经周期。

（3）卵巢性闭经或月经失调，常见原因包括：①早发性卵巢功能不全，通常由染色体和基因缺陷、自身免疫性疾病、手术或放化疗等医源性因素引起，导致卵巢提前衰退；②多囊卵巢综合征（PCOS），表现为稀发排卵或月经稀发、临床或生化高雄激素血症、代谢紊乱等典型特征，是女性不孕症的常见病因；③Turner综合征，患者为45、X或嵌合型染色体异常，导致卵巢发育不良或功能缺失；④先天性性腺发育不全，一些女性天生卵巢功能缺陷，造成月经不规律及不孕；⑤功能性卵巢肿瘤，一些内分泌性肿瘤会异常分泌雄激素和雌激素，导致月经紊乱和排卵障碍。

（4）其他内分泌疾病，包括先天性肾上腺皮质增生症、Cushing 综合征、肾上腺皮质功能减退症、甲状腺功能减退等，这些内分泌疾病都会影响卵巢功能或月经规律，从而导致不孕。

2. 盆腔因素

（1）先天性生殖系统畸形　常见的有米勒管发育不全，如 Mayer-Rokitansky-Küster-Hauser（MRKH）综合征等，这些先天性畸形可能导致子宫或阴道发育不全，进而影响怀孕。

（2）子宫颈因素　包括子宫颈功能不全或其他子宫颈病变等，常见病变如子宫颈管狭窄、子宫颈肥大等，影响精子通过或妊娠的正常发育。

（3）子宫体病变　包括子宫内膜病变、子宫肿瘤、宫腔粘连等，子宫内膜异位症、子宫肌瘤、子宫肿瘤等可干扰胚胎的着床和正常发育。

（4）输卵管及其周围病变　如输卵管梗阻、输卵管周围粘连、输卵管积水、盆腔粘连等。输卵管是精子与卵子相遇的场所，若输卵管出现问题，将影响受孕。

（5）子宫内膜异位症　该病会导致子宫内膜异位生长，形成瘢痕和粘连，影响卵子与精子结合、胚胎着床等，严重时可能导致不孕。

（二）男性因素

见第四章男性不育的诊治规范。

（三）不明原因性不孕

见第五章不明原因性不育的诊治规范。

二、女性不孕症的诊断流程

不孕症的各种病因可能同时存在，因此，应根据特定的病史、体格检查、辅助检查结果明确诊断。

（一）病史采集

主要通过详细询问患者的月经情况及相关影响因素、婚育史，以及可能影响输卵管通畅性和盆腔环境的高危因素，来初步评估是否存在排卵障碍或盆腔因素引起的不孕。这一过程包括以下几个方面。

1. 月经情况及影响因素

询问患者的月经周期是否规律，包括月经周期的长度、持续天数、经量等。同时，关注月经周期是否存在不规则或稀发现象，如周期过长、周期过短、月经过少或过多等。了解是否存在经期疼痛、经血不正常等症状，可能提示内分泌失调或盆腔病变等问题。

2. 婚育史

询问患者的婚育史，了解她是否有过自然妊娠的经历，是否曾经怀孕或流产过。对于有过流产史的患者，特别需要关注是否为反复流产，可能提示免疫性或染色体异常等问题。

3. 排卵障碍的评估

通过询问患者月经周期的规律性和症状，初步判断是否存在排卵障碍。月经不规律、长期无月经，或经期中表现出明显的生理异常等，均可能是排卵障碍的征兆。通过对症状的了解，进一步考虑是否需要进行血液检测或影像学检查，如促卵泡激素（FSH）、黄体生成素（LH）、雌激素等相关激素水平的检查，以确认排卵是否正常。

4. 输卵管通畅度的评估

通过询问患者是否有过盆腔感染史（如慢性盆腔炎）、是否有腹腔手术史（如剖宫产、卵巢囊肿手术等），或是否有过输卵管结扎等治疗历史，来评估输卵管是否通畅。对于有高危因素的患者，应进一步建议进行输卵管通畅性检查，如宫腔造影（HSG）或输卵管造影检查，以排除输卵管阻塞的可能。

5. 盆腔环境的评估

询问患者是否有盆腔痛、性交痛、经期痛等症状，这些可能提示子宫内膜异位症或其他盆腔病变。还要了解患者是否有过其他妇科疾病，如子宫肌瘤、卵巢囊肿等，这些疾病可能影响盆腔环境，进而影响怀孕。

（二）体格检查

体格检查应包括全身检查和妇科检查，以下是详细内容：

1. 全身检查

全身检查主要评估体格发育与营养状况。通过测量身高、体重以及体脂分布特征，判断患者的体型和营养水平。此外，还应评估嗅觉功能、第二性征发育情况，检查是否存在甲状腺肿大、皮肤异常（如皮肤干燥、湿疹等），这些可能与内分泌或其他全身性疾病有关。

2. 妇科检查

（1）双合诊或三合诊检查　首先进行外阴检查，评估外阴发育是否正常，阴毛分布情况，阴蒂大小，是否有异常分泌物。接着检查子宫颈的外观，是否光滑、是否有异常分泌物。对子宫的位置、大小、形状、质地以及活动度进行详细评估，以判断是否存在宫腔内的病变或结构异常。

（2）附件检查　检查附件区是否有增厚、包块或压痛，提示卵巢或输卵管等部位的病变。通过直肠子宫陷凹及宫骶韧带触诊，检查是否有结节或压痛，进一步排除子宫后位、盆腔感染或其他病变。最后，检查下腹部是否存在包块、压痛或反跳痛等异常，尤其需要注意是否存在急性腹膜炎或其他急性盆腔疾病的征兆。

通过全面的体格检查，能够初步评估患者的身体状况及是否存在潜在的病理问题，为后续的诊断和治疗提供重要信息。

（三）辅助检查

需根据病史和体格检查的线索提示进行选择，包括盆腔超声检查、激素检测、输卵管通畅度检查和其他检查。

1. 盆腔超声检查

作为评估女性因素不孕症的常规检查，推荐采用经阴道超声检查。检查内容包括：

（1）子宫评估

① 子宫位置、大小和形态：通过超声检查评估子宫的形态和结构是否正常。异常的子宫形态可能提示先天性子宫畸形，如纵隔子宫或双子宫等。

② 子宫肌层结构：子宫肌层的占位性病变，如子宫肌瘤或子宫腺肌病，可能表现为子宫壁的肿块。应评估肿块的大小及与子宫腔的关系，并观察子宫内膜线是否发生变形或移位。如有必要，可以进一步使用三维超声、MRI 或宫腔镜检查以明确诊断。

③ 子宫内膜的厚度与分型：在不同的生理周期阶段，子宫内膜的厚度和回声特征会有所不同。卵泡期，子宫内膜通常呈现"三线征"，为 A 型；排卵期，子宫内膜回声增强，三线征较为模糊，为 B 型；黄体期，子宫内膜呈现高回声，表现为 C 型。异常的子宫内膜形态或占位性病变可能提示宫腔粘连、子宫内膜瘢痕化、息肉或黏膜下子宫肌瘤。

（2）卵巢评估

① 卵巢体积与窦卵泡计数：通过测量卵巢体积和记录卵巢内 2～9mm 直径窦卵泡的数量来评估卵巢的基础状态。正常情况下，双侧卵巢内窦卵泡总数应≥9 枚，且单侧窦卵泡数应<12 个。若一侧或双侧卵巢窦卵泡数≥12 个，可能提示多囊卵巢；若双侧卵巢窦卵泡数少于 5～7 个，则可能提示卵巢功能减退。此时应结合其他临床指标进行进一步检查和评估。

② 卵巢内异常回声：如果卵巢内出现异常回声，如泥沙样囊液回声，可能提示子宫内膜异位症囊肿；持续增大的囊性或实性包块可能提示卵巢肿瘤；而继发于促排卵周期的包块则需要与卵泡囊肿或黄体囊肿进行鉴别。

（3）超声排卵监测　通过动态监测卵泡的发育和排卵情况，同时评估子宫内膜的变化。这项检查有助于判断排卵的时机，为不孕症治疗提供重要参考。

（4）卵巢外异常回声及其性质　检查卵巢外是否存在异常回声区，如腊肠状或串珠状不规则无回声区，可能提示输卵管积水的存在。盆腔积液或包裹性积液可能提示盆腔粘连。需要与输卵管卵巢囊肿、盆腔输卵管脓肿等病变进行鉴别。

2. 激素检测

包括血清 FSH、LH、催乳素、雌二醇、睾酮、孕酮及促甲状腺激素（TSH）等指标，这些激素水平对评估女性排卵功能具有重要临床意义，各项指标反映了不同的生理状态。具体解释如下：

（1）基础 FSH 水平　FSH（卵泡刺激素）水平主要反映卵巢的窦卵泡储备。FSH 值超过 12IU/L 提示卵巢功能减退，≥25UI/L 提示卵巢功能不全，≥40IU/L 提示卵巢功能衰竭，而 FSH 值低于 5IU/L 则提示血液 FSH 水平较低。

（2）基础 LH 水平　LH（黄体生成素）水平在卵巢功能减退时通常呈逐渐升高趋势。LH/FSH 值≥2 通常提示多囊卵巢综合征（PCOS）的可能性。

（3）基础雌二醇水平　雌二醇是卵巢分泌的主要雌激素，正常情况下其基础水平一般不高于 292.8pmol/L（即 80pg/mL）。若雌二醇水平升高，可能提示卵巢功能减退。雌二醇在卵泡期随着卵泡的生长逐步升高，成熟卵泡的雌二醇水平可达到 1098pmol/L（即 300pg/mL）。

（4）FSH、LH 和雌二醇的联合评估　若 FSH、LH 和雌二醇三者的基础水平均较低，通常提示低促性腺激素性排卵障碍。若 FSH 和 LH 水平升高，并伴有雌二醇水平下降，则可能是高促性腺激素性排卵障碍或卵巢功能减退的表现。

（5）催乳素水平　催乳素（PRL）水平升高时，应首先排除可能的干扰因素，必要时进行垂体 CT 或 MRI 检查以排除垂体腺瘤。高催乳素血症常伴随月经不规律、闭经、卵泡发育异常及黄体功能不全，可能是女性不孕症的原因之一。

(6) 睾酮水平　女性体内睾酮水平升高，若超过所在医疗机构实验室正常值上限的 2.0～2.5 倍，可能提示卵巢或肾上腺存在分泌雄激素的肿瘤，需进一步评估。

(7) 孕酮水平　孕酮主要在黄体期分泌，黄体期孕酮水平超过 9.51nmol/L（即 3ng/mL）通常提示近期已发生排卵。黄体中期孕酮水平反映黄体功能，一般高于 31.7nmol/L（即 10ng/mL），但准确的临床判定标准仍有一定的争议。

(8) 尿 LH 水平　在月经周期中期，尿液中的 LH 水平激增通常间接预示排卵即将发生，排卵通常发生在 LH 峰后 1～2 天，因此通过动态监测尿 LH 水平可以有效预测排卵的时机。

(9) 血 AMH　AMH（抗米勒管激素）是一种重要的卵巢储备指标，通常用于评估女性的生育能力。其水平反映了卵巢内未成熟卵泡的数量，因此 AMH 值的高低可帮助判断卵巢功能的健康状况。通常情况下，AMH 值在 3.5ng/mL 以上常见于多囊卵巢综合征（PCOS）患者，提示卵巢储备充足；而在 1.0～3.5ng/mL 的范围内，通常表示卵巢功能正常，生育能力较强。低于 0.5ng/mL 的 AMH 值提示卵巢储备显著下降，可能伴随卵巢功能衰竭，生育难度增加。年龄也是 AMH 水平的重要影响因素，随着年龄的增长，AMH 水平逐渐下降，特别是在 40 岁以上的女性中，AMH 值通常低于 1.0ng/mL。AMH 值低可能预示着卵巢功能减退，受孕机会减少，但也要结合其他指标，如 FSH、LH、雌二醇等，进行综合评估。

这些激素水平的检查为评估女性排卵功能及不孕症的诊断提供了重要依据，有助于明确病因并指导临床治疗。

3. 输卵管通畅度检查

子宫输卵管 X 线造影（HSG）是评估输卵管通畅度的常规检查方法，推荐作为不孕症女性的首选筛查工具。与此同时，三维实时超声子宫输卵管造影（3D-SIS）在某些情况下也可以作为有效的诊断依据。理想的检查时间是月经结束后的 3～7 天，通常选择在月经周期、短效口服避孕药使用周期或无排卵周期后进行。检查前应确保夫妻双方避免性生活，并排除生殖系统炎症。

在进行造影时，应重点观察宫腔形态、输卵管的走行、形态及位置，以及造影剂在盆腔的分布情况。HSG 能够揭示宫腔内异常情况，如宫腔粘连、宫腔占位病变及子宫畸形等。对于输卵管的检查，造影中如出现走行僵直、显影中断、造影剂在输卵管内积聚或盆腔弥散不佳，提示可能存在输卵管通畅性异常、梗阻或盆腔粘连。若造影剂在输卵管远端积聚并膨大，则可能提示输卵管积水的存在。

然而，子宫输卵管造影属于一种侵入性检查，它通常适用于在基础的男性精液分析、盆腔双合诊、排卵监测或治疗性诊断未能明确不孕症病因时，或者在有人工授精需求的患者中，作为诊断的一部分。

4. 其他检查

（1）基础体温测定　基础体温的测量是年轻女性、尝试怀孕阶段或月经失调者的一种初步自我检测方法，特别适用于女性因素引起的不孕症。该方法可与其他排卵监测手段同时使用，但仅凭单一的基础体温变化不能作为排卵的确切预测依据。

（2）腹腔镜或宫腔镜检查　腹腔镜检查不作为常规检查手段，通常适用于那些临床症状明显但影像学检查无法明确诊断的患者，或用于不明原因不孕症的诊断。腹腔镜也常用于其他适应证帮助确立诊断。宫腔镜检查一般不属于常规检查范畴，而是针对影像学检查中提示宫腔异常的患者，用于进一步明确诊断，并可与治疗同步进行。检查应安排在月经结束后、短效口服避孕药使用周期或无排卵周期后的 3～7 天内进行。

（3）其他影像学检查　其他影像学检查，包括 CT 和 MRI，主要适用于那些病史、体格检查或基本辅助检查提示可能存在肿瘤或占位性病变的患者，帮助进一步明确诊断。

第四章

男性不育诊治规范

一、概述

男性不育是指育龄夫妇有规律性生活且未采取避孕措施，由男方因素导致女方在 1 年内未能自然受孕。男性不育分为原发性不育和继发性不育，前者是指男性从未使女方受孕，后者是指男性曾经使女性伴侣怀孕或生育。目前还没有男性不育确切患病率数据。据世界卫生组织（WHO）估计，全球有 15％育龄夫妇存在生育问题，其中男方因素约占 50％。精子质量仍是评估男性生育力的重要指标，而近年来我国男性精子浓度和精子总数呈下降趋势。影响男性生育力的危险因素主要表现在年龄因素、不良嗜好（吸烟、饮酒）、肥胖、不良生活习惯（熬夜、缺乏运动）、病原体感染、精索静脉曲张及不良精神心理因素等。除已知致病因素外，仍有 30％～50％的精液参数异常者无法查找到明确病因。

二、病因

按照解剖部位划分，将病因区分为睾丸前、睾丸及睾丸后因素。

（一）睾丸前因素

下丘脑、垂体区域的解剖或功能异常或疾病、外伤、手术、药物等因素导致的内、外源性激素异常，使得促性腺激素分泌不足，导致继发性睾丸功能障碍。主要包括先天性低促性腺激素性性腺功能减退症（congenital hypogonadotropic hypogonadism，CHH）和垂体瘤，甲状腺功能异常、严重营养障碍相关性疾病等可引起垂体促性腺激素水平低下的全身系统性疾病，均可导致生精功能障碍。

（二）睾丸因素

染色体核型异常、Y 染色体微缺失以及单基因变异等染色体或基因异常，以及无睾症、睾丸发育不全、隐睾、睾丸异位等发育异常。腮腺炎、结核、梅毒、麻风诱发的睾丸炎及非特异性睾丸炎易导致睾丸内精子发生障碍。睾丸损伤、扭转除导致睾丸发生缺血和萎缩外，还可诱发异常免疫反应，两者均可导致不育。精索静脉曲张引起不育是由于局部血液返流与淤滞、组织缺氧、氧化应激损伤等多种因素综合作用的结果。睾丸肿瘤及其治疗方法（放化疗）均可以造成精子发生障碍。肝硬化、肾功能衰竭及其他系统性疾病也可导致睾丸功能损伤。

此外，环境中的各种化学物质、内分泌干扰物、电离辐射、重金属、有毒有害气体、长期高温环境等都可能损伤睾丸生精功能而导致不育。吸烟、酗酒、熬夜、肥胖等不良生活习惯也都是男性不育的危险因素。

（三）睾丸后因素

通常包括梗阻、精子功能异常、性功能障碍等相关因素、附属性腺感染及炎症等。输精管道梗阻是男性不育的重要病因之一。梗阻性无精子症（obstructive azoospermia，OA）约占无精子症 $20\%\sim40\%$，包括睾丸内梗阻、附睾梗阻、输精管梗阻、射精管梗阻。约 37.2% 的 OA 患者有睾丸内梗阻，通常由炎症或创伤引起，先天性睾丸内梗阻相对较少。附睾梗阻是造成 OA 的最常见病因，约占 OA 的 $30\%\sim67\%$。中国人群中继发性附睾梗阻较多见，常因感染、创伤及手术所致。输精管梗阻常见于输精管结扎术后、儿时双侧腹股沟处手术（疝修补术、鞘膜积液手术等），少数也可能继发于各类感染。先天性双侧输精管缺如（congenital bilateral absence of the vas deferens，CBAVD）患者可发现 *CFTR* 基因突变，也可能有其他遗传异常，如基因变异。射精管梗阻约占 OA 患者病因的 $1\%\sim3\%$，可以由先天性的沃尔夫管囊肿（Wolffian duct cyst）、米勒管囊肿（Müllerian duct cyst）或炎症导致射精管阻塞，还有部分医源性因素。

常染色体隐性遗传病原发性纤毛不动综合征（immotile cilia syndrome）由于精子运动器或轴突异常而精子运动能力降低或丧失，从而导致不育。精子 DNA 碎片率和染色体非整倍体率增高可引起精子受精能力下降，从而导致自然受孕概率下降或不良妊娠结局。

精子的成熟依赖于附睾管的管腔微环境，并与附睾液 pH、Ca^{2+}、Na^+、K^+ 浓度及多种蛋白的表达密切相关。当附睾功能障碍时，可通过蛋白异常表达、非编码 RNAs、脂质异常等影响精子前向运动能力和受精能力。生殖道感染可使精液白细胞增多、炎症因子释放、活性氧（ROS）水平改变，同时可能导致继发输精管道梗阻，从而导致男性不育，但生殖道感染是男性不育可能治愈的病因。性功能障碍，尤其是勃起及射精功能异常，与男性不育关系密切，其中最为常见的有勃起功能障碍（erectile dysfunction，ED）、不射精及逆行射精等。

值得关注的是，部分男性不育患者仅表现为精液参数异常，却找不到特定原因，其影响生殖的环节可能涉及睾丸前、睾丸、睾丸后的一个或多个环节，尤其可能与遗传或环境等多种因素相关。

三、体检及辅助检查

（一）体格检查

全身检查的重点应注意体型及第二性征，主要检查体毛分布及有无男性乳房发育等表现，应特别注意腹股沟区域是否有手术瘢痕。生殖系统检查包括阴茎、阴囊及其内容物。阴茎检查时应注意有无阴茎畸形，还应注意有无尿道下裂、尿道上裂、尿道外口狭窄等可能妨碍性交及阴道内射精的疾病。检查阴囊时应注意睾丸以及附睾的位置、质地、大小，有无压痛、肿块、附睾饱满程度及鞘膜积液。建议采用 Prader 睾丸模型进行睾丸体积测量、输精管检查时应注意有无缺如、增粗、结节或者触痛。触诊精索有无静脉曲张及其程度。男性生殖健康体格检查项目见表 4.1。

表 4.1　男性生殖健康体格检查

一般检查	体重：超重、肥胖造成的体形与精子发育障碍有关； 男性化表现：以评估青春期发育/雄激素状况； 男性女性型乳房发育可能是内分泌失调的标志
腹部检查	检查以往手术留下的任何可能涉及骨盆或影响泌尿生殖系统的疤痕
阴茎	由于尿道下裂/尿道上裂导致的尿道口位置可能使精液沉积在阴道具有挑战性； 阴茎斑块如佩罗尼氏病可能使阴道性交困难； 阴茎病变/溃疡/分泌物可能是性传播感染的体征
阴囊/睾丸	检查是否有提示阴囊手术/外伤史的疤痕； 睾丸在阴囊的位置对其正常功能是很重要的； 睾丸的大小/质地/形态的大部分用于精子发生。检查还可能发现与睾丸癌相一致的肿块
附睾	应确定形状/质地是否正常发育，以确定是否存在 CFTR 突变引起的输精管闭锁。硬结/扩张可能提示梗阻。附睾囊肿或精子囊肿也可能导致梗阻
输精管	应确定输精管形态结构（外形轮廓）和组织质地的正常性，以排除 CFTR 突变或异常 Wolffian 管胚胎发生时可能出现的发育不全，还应评估输精管切除术后缺损或肉芽肿的存在/位置
直肠指检	中线前列腺囊肿或精囊扩张可能有助于 EDO 的诊断

（二）辅助检查

主要包括精液分析和生殖激素测定，还可根据病情需要选择相应的其他检查项目。

1. 精液分析

精液分析结果是制订男性不育诊疗决策的重要依据，如结果发现明显异常，则应进行全面的实验室检查和评估。精液结果的分析推荐参照《WHO 人类精液检查和处理实验室手册》第 6 版进行，如第一次精液分析结果正常，通常不需要进行第二次分析；如再次精液分析结果与第一次相差显著，则需进行第三次精液分析。对于少精子症患者根据精子浓度进行分度。①轻中度少精子症：连续 2～3 次标准的精液分析，精子浓度在 5×10^6～15×10^6/mL 之间。②严重少精子症：连续 2～3 次标准的精液分析，精子浓度在 1×10^6～5×10^6/mL 之间。③极严重少精子症：连续 2～3 次标准的精液分析，精子浓度<1×10^6/mL。④隐匿精子症：新鲜标本中未观察到精子，但离心后沉淀物检查中可发现精子。

2. 性激素测定

常用的生殖激素指标有睾酮（T）、雌二醇（E2）、泌乳素（PRL）、黄体生成素（LH）、卵泡刺激素（FSH）和抑制素 B（INHB）等。建议上午空腹采血，常用化学发光法检测。FSH 水平与精原细胞数量呈负相关，但 FSH 水平并不能单独预测精子发生。INHB 与 FSH 呈显著负相关，与精子总数呈正相关，是一种良好的非侵入性精子生成预测指标。联合检测 FSH 和 INHB 较单项检测对睾丸生精功能的评估有更高的预测价值。

为明确病情和病因，可以根据病史、体格检查以及精液分析等结果，选择进一步的检查项目。

3. 精子存活率分析

精子存活率检测主要用于反映不动精子中活精子所占比例，可用伊红染色法或精子低渗肿胀实验来鉴定。

4. 精子功能检测

精浆生化检测项目包括精浆锌、果糖和中性 α-糖苷酶，分别反映了前列腺、精囊和附睾等附属性腺的功能，可作为梗阻部位较难明确的梗阻性无精子症的辅助鉴别检查。可通过化学发光法测定精液中 ROS 水平、精子 MDA 水平反映精子细胞膜脂质过氧化程度，精浆 8-羟基脱氧鸟苷水平等反映精子 DNA 损伤程度（需要注意的是精子 DNA 损伤检查方法较多，其报告应明确检查方法和阈值）。对于有复发性流产病史的夫妇，建议男方进行性精子 DNA 碎片率检测。对于不明原因不育、精子凝集、性交后试验异常等情况，可进行精浆抗精子抗体检测。但抗精子抗体检测不应用于男性不育的初步评估；目前仍然缺乏对国人免疫性男性不育症发生情况的研究。目前尚缺乏循证医学研究证实各种精浆或血液的抗精子抗体检查具有临床意义。

5. 生殖道微生物检测

对于精液参数异常患者及不明原因不育者，尤其是精液白细胞增多、合并尿道分泌物的患者，应进行生殖道相关病原微生物检测，主要包括解脲支原体和生殖支原体、沙眼衣原体等微生物检测。RNA 检测技术因其灵敏度高等特点，更适于生殖道常见微生物的检测。

6. 尿液分析

高潮后尿液离心检查主要针对无精液或精液量少者，根据射精后即刻留取的第一份尿液离心找精子的结果，可以辅助诊断逆行射精或部分逆行射精。

7. 遗传学检查

与男性不育相关的遗传学检查主要包括染色体核型、Y 染色体微缺失、基因检测、精子 DNA 检测等方法。对于原发性不育、无精子症或严重少精症（<500 万/mL）、FSH 升高或睾丸萎缩或推测精子生成障碍为无精症病因的男性，建议进行核型和 Y 染色体微缺失分析。而对有输精管发育不全或特发性梗阻性无精症的男性进行 CFTR 突变载体检测；检测结果提示携带 CFTR 突变的男性，还需要对女性伴侣进行基因评估。

8. 生殖系统超声

检查生殖系统超声检查包括阴囊超声及经直肠超声。阴囊超声主要检查双侧睾丸、附睾、精索静脉及近端输精管。经直肠超声主要针对前列腺、精囊、输精管、射精管及盆腔病变进行检查。阴囊超声和经直肠超声对检测 CBAVD、附睾和精囊（如畸形/发育不全）具有临床价值。

9. 睾丸活检

是诊断无精子症的常用方法，也是获取精子的手段之一。对于条件具备的单位，可以同时冷冻保存精子或睾丸组织，以备将来应用于辅助生殖技术。拟行输精管附睾吻合手术的患者，术前不推荐睾丸/附睾穿刺与活检。常用的睾丸活检方法有睾丸取精术（TESE）、经皮睾丸精子抽吸术（TESA）、睾丸细针精子抽吸术（FNA）等。

四、诊断

对于最初的不孕症评估，男性和女性伴侣都应该同时进行评估。男性不育可通过患者的病史询问做出诊断。而病因的诊断需要进一步的体格检查、辅助检查等，明确发病部位（睾丸前、睾丸、睾丸后）。按照诊断流程可以得出初步诊断（图 4.1）。

五、治疗流程

男性不育治疗原则：①男性不育并非一种独立疾病，大多是多种病因和因素所造成的结果，所以应尽可能寻找病因，并针对病因进行治疗；②对于病因不明者，应依据患者及配偶的情况，遵循患者利益最大化原则，审慎选择经验性治疗。尽管这些经验性药物的作用机制大多已明确，但应用于治疗男性不育时多为超说明书应用，且疗效尚存一定争议；③治疗应该至少覆盖 1～2 个生精周期（即 3～6 个月），同时应该定期评价治疗的适应证、疗效及安全性；④应强调夫妇同时诊治，综合夫妇年龄、病情、治疗方法的有创性和卫生经济学的降级治疗原则，选择个体化治疗方案。

1. 一般治疗

改善生活方式，如规律作息、控制体重、适度运动、戒烟、限酒等。同时要关注不育夫妇的性生活，依据双方具体情况给予性生活方式指导，以提高自然受孕机会。膳食补充剂可以改善精子质量参数和影响男性生育能力。补充氨基酸具有促进精子生成、为精子运动供能等多重作用。

2. 药物治疗

（1）基础治疗　抗氧化治疗、改善细胞能量代谢以及改善全身和生殖系统微循环是提高精子质量的三类基础治疗药物。

① 抗氧化治疗　普遍认为氧化应激在男性不育的病理生理过程中起着重要作用，抗氧化治疗也在男性不育治疗中发挥着重要作用。常用的抗氧化治疗药物有天然维生素 E、硫辛酸、左卡尼汀等。有研究表明，多种抗氧化剂及营养素联合应用比单独使用某一种抗氧化剂或营养素对精子质量的提高可能更有效，但仍需进一步临床多中心研究证实。

② 改善细胞能量代谢　治疗改善细胞能量代谢的药物可改善全身组织和细胞代谢能力，且多兼有抗氧化作用，从而提高精子质量。常用药物有左卡尼汀、己酮可可碱、辅酶 Q10 等。

③ 改善全身和生殖系统微循环的治疗　此类药物通过改善全身或局部组织的微循环功能来促进睾丸生精以及附睾内精子成熟。常用药物有七叶皂苷类、胰激肽原酶等，但这类药物的治疗效果尚需要严格循证医学证据来支持。

（2）病因治疗　包括内分泌治疗、抗感染治疗等。

① 内分泌治疗 促性腺激素类，包括促性腺激素释放激素（GnRH）、人绒毛膜促性腺激素（hCG）和人绝经期促性腺激素（hMG）。适用于低促性腺激素性性腺功能减退症（除外高泌乳素血症及肾上腺皮质增生），常用剂量 hCG 2000～5000IU，肌注，2～3 次/周。还可在上述药物治疗的基础上，加用 hMG 75～150IU，肌注，2～3 次/周，治疗周期常需 1～2 年。微量泵脉冲式皮下注射 GnRH 治疗可能更适用于包含 Kallmann 综合征在内的 CHH 患者，但治疗费用偏高。治疗前建议进行垂体兴奋试验，以预判治疗效果。

雌激素受体拮抗剂通过阻断雌激素的负反馈抑制效应，从而促进垂体分泌促性腺激素（LH 和 FSH），以刺激睾丸间质细胞产生睾酮和促进精子生成。临床常用的有枸橼酸氯米芬和他莫昔芬。枸橼酸氯米芬 50mg，口服，每日一次，疗程≥3 个月，一般治疗 1 个月以上复查。他莫昔芬 10mg，口服，每日一次，疗程≥3 个月，一般治疗 1 个月以上复查。

芳香化酶抑制剂通过阻断芳香化酶来增加睾丸内睾酮水平，以促进精子生成，代表药物为来曲唑和阿那曲唑，同时要关注其性欲减退、肝功能损害等不良反应。来曲唑 2.5mg，口服，每日一次，一般用于雌激素受体抑制剂疗效不佳时，疗程≥3 个月，一般治疗 1 个月以上复查。阿那曲唑 1mg，口服，每日一次，一般用于雌激素受体抑制剂疗效不佳时，疗程≥3 个月，一般治疗 1 个月以上复查。

此外对于继发于先天性肾上腺皮质增生的男性不育患者可使用糖皮质激素进行治疗。而对于病理性高泌乳素血症引起的男性不育可采用多巴胺受体激动剂（溴隐亭或卡麦角林）治疗。

② 抗感染治疗 可根据临床症状和病原学检查使用敏感抗生素治疗。

③ 其他重组人生长激素、维生素 D、PDE-5 抑制剂等亦有文献报道可改善精子质量、提高受孕率，这些探索性的治疗方法尚需大样本循证医学研究进一步证实。生长激素在合成代谢中的作用可能在男性不育治疗中发挥作用，但临床疗效还有待证实。

3. 手术治疗

随着显微技术以及 ART 不断发展，原本不能自然生育或不能拥有父源生物学遗传子代的夫妇可以转归为自然或借助于 ART 获得自己子女。毋庸置疑，在男性不育诊治中引入显微外科技术拓展了治疗选择，目前手术重点在于输精管道显微修复重建、精索静脉曲张手术治疗、显微手术取精等。可以将男性不育诊疗的手术干预分为三大类：

① 旨在解决精子排出通道梗阻的手术，包括促进精子排出的手术——针对

OA 的显微镜下输精管复通术、输精管附睾吻合术。尽管 OA 患者都可以通过重建再通手术恢复自然致孕的能力，仍有不适合接受重建手术的患者，如 CBAVD 等，因为仅有极少数 CBAVD 患者可以利用残存的输精管片段进行重建手术。

② 直接从睾丸/附睾获取精子，如 TESA、TESE 和显微镜下睾丸切开取精术（简称显微取精术，mTESE）。mTESE 是 NOA 的有效治疗方法，可精确采集生精小管内的精子用于 ICSI。mTESE 可将精子获取率由常规取精术的 45% 提高到 63%。

③ 旨在促进精子生成和/或提高精子质量，主要包括精索静脉曲张和垂体瘤等的手术治疗。除无精子症男性外，如果有可触及的精索静脉曲张、不育和精液参数异常而准备怀孕生育的男性，应考虑手术精索静脉曲张切除术（中度推荐；证据级别：B 级）。但对于单纯通过影像学检查发现而体格检查无法触及的精索静脉曲张男性，临床医生不应推荐行精索静脉曲张切除术（强烈推荐；证据级别：C 级）。对于临床精索静脉曲张和 NOA 男性，在接受 ART 治疗之前，应告知这些夫妇缺乏支持精索静脉曲张修复的确切证据（专家意见）。

六、助孕治疗及随访

ART 包括人工授精（AI，本节主要讨论宫腔内人工授精）和体外受精-胚胎移植（IVF-ET）及其衍生技术。最常用的人工授精技术是宫腔内人工授精。根据精液来源不同，人工授精分为夫精人工授精和供精人工授精。

（一）夫精人工授精

因男性不育选择行夫精人工授精（AIH）的适应证主要包括：

（1）轻中度少精子症、弱精子症、畸形精子症【精子密度 $(5\sim15)\times10^6/mL$，精子活率 a 级 <25% 或 (a+b)<40%，正常形态精子 <4%】、精液液化异常。

（2）男性勃起功能障碍或生殖器畸形导致的同房障碍。

（3）逆行射精。

（4）不明原因性不育。

AIH 禁忌证包括：

（1）一方患有泌尿生殖系统急性感染或性传播疾病。

（2）一方患有严重的遗传、躯体疾病或精神心理疾病。

（3）一方接触致畸量的射线、毒物、药品，并处于作用期。

（4）女方因输卵管因素造成的精子和卵子结合障碍。

（二）供精人工授精

因男性不育选择行供精人工授精适应证（AID）主要包括：

（1）不可逆的非梗阻性无精子症。

（2）男方和/或家族有不宜生育的严重遗传性疾病。

AID禁忌证包括：

（1）女方患有泌尿生殖系统急性感染或性传播疾病。

（2）女方患有严重的遗传、躯体疾病或精神心理疾病。

（3）女方接触致畸量的射线、毒物、药品，并处于作用期。

前向运动精子总数$>10\times10^6$。但也有研究认为，洗涤后前向运动精子总数在$(5\sim10)\times10^6$时，临床妊娠率并无显著降低，因此建议处理后前向运动精子总数$>5\times10^6$时，宫腔内人工授精（IUI）治疗是有效的。但处理优化后<500万个活动精子时在IUI后的怀孕率预期低于使用总活动精子数正常的男性的精子。

（三）IVF-ET及其衍生技术

1. 男性不育性IVF-ET及其衍生技术的适应证

（1）男方少精子症、弱精子症、畸形精子症 经$\geqslant3$次IUI治疗仍未孕者，或严重少精子症、弱精子症、畸形精子症不适宜实施宫腔内人工授精者。

（2）不明原因不孕者 经$\geqslant3$次IUI治疗或其他常规治疗仍未孕者。

2. 禁忌证包括

（1）男女任何一方患有严重的精神疾病、性传播疾病、泌尿生殖系统急性感染期。

（2）男女任何一方患有《中华人民共和国母婴保健法》规定的不宜生育且目前无法进行胚胎植入前遗传学诊断或产前诊断的遗传性疾病。

（3）男女任何一方具有吸毒等严重不良嗜好。

（4）男女任何一方接触致畸量的射线、药物、毒物并处于作用期。

（5）女方子宫不具备妊娠功能者。

（6）女方严重躯体疾病不能承受妊娠者。

最后需要强调，男性精液参数不能预测自然妊娠或进行ART（包括IUI）的妊娠率，除非男方精液严重异常。然而，越来越多的证据表明人工授精的妊娠率与运动精子总数之间存在显著的相关性；

七、诊治流程图（图 4.1）

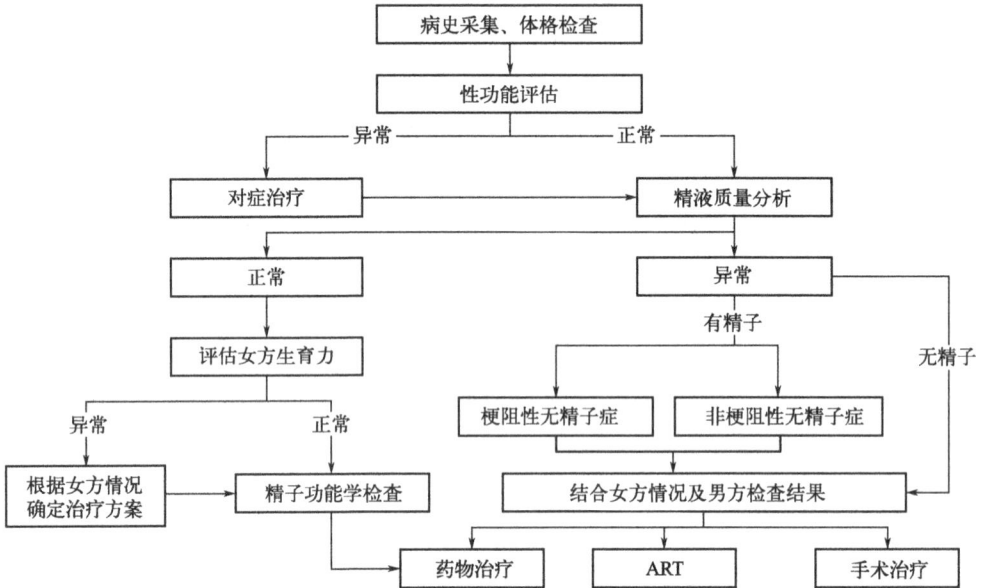

图 4.1　男性不育的诊治流程

（李艳辉）

第五章

不明原因不孕诊疗规范

一、概述

世界卫生组织将不孕症定义为男女双方同居有正常规律性生活满 1 年、未避孕而未怀孕者。有统计数据显示，大约 85％ 的夫妇可在 1 年内获得妊娠，而 15％ 的夫妇可能患有不孕症，需要进行不孕因素的评估。经过基本的不孕评估检查（包括输卵管通畅度检查、排卵功能评估和精液分析等）后仍无法确定明显不孕因素的不孕状态，称为原因不明性不孕（unexplained infertility，UI）。在临床实际工作中，对 UI 的定义和标准一直存有争议，因此各研究报道的发病率也有很大差异，占不孕症的 8％～37％。鉴于目前医学技术的局限性，仍有许多不孕因素无法查明，如隐性盆腔输卵管因素、潜在的卵子或精子质量异常、受精及着床障碍、免疫因素及未知的基因缺陷等均可能是 UI 的病因。

二、体检及辅助检查

（一）男性不育的体检和辅助检查

通过病史采集、体格检查以及精液分析来评估男性生育能力。病史主要包括婚育史，是否有隐睾症，是否有性功能障碍、内外科病史，是否使用任何药物、烟草、酒精或毒品等。体检时重点检查外生殖器，注意发育情况，是否存在炎症、畸形或瘢痕、精索静脉曲张或输精管缺如等。精液检查一般需进行 2 次及以上，以确保检测结果的可靠性，结果评价参考《世界卫生组织人类精液检查与处理实验室手册》（第 5 版）标准：精液量≥1.5mL，精子总数≥$39×10^6$，精子密度≥$15×10^6$/mL，精子总活力≥40％，快速向前运动≥32％，存活率≥58％，正常形态≥4％。性交后试验（post coital test，PCT）即评估性交后宫颈黏液样本中精子的运动情况，自 1866 年开始得到广泛的应用，曾被认为是基本不孕症评估的重要组成部分。然而，经临床研究发现，性交后精子活力和妊娠结局之间的相关性较差。一项 1995 年的双盲前瞻性研究证实，即使是经验丰富的检验技师，该项检测结果的重现性亦较差，这进一步质疑 PCT 作为一种诊断工具的有效性。目前多项系统评价和临床试验的结果均表明 PCT 的诊断价值有限，对妊娠能力的预测较差。目前 ASRM 指南中，PCT 不再推荐为不孕症常规评估的一部分。

（二）女方的体检和辅助检查

1. 女方体检

（1）全身检查　主要是指体格发育及营养状况，如身高、体重、体脂分布特征、嗅觉、第二性征、有无甲状腺肿大、皮肤改变等。

（2）妇科双合诊或三合诊检查　应明确外阴发育、阴毛分布、阴蒂大小、阴道有无异常分泌物；子宫颈是否光滑，有无异常分泌物；子宫位置、大小、形状、质地、活动度；附件区有无增厚、包块和压痛；直肠子宫陷凹及宫骶韧带处有无结节和触痛；下腹有无包块、压痛和反跳痛。

2. 女方排卵检查

月经规则的女性大多有自然排卵，临床常用的评估排卵的方法包括尿黄体生成素检测、黄体中期血清孕酮水平测定、B超监测排卵等。首选经阴道超声监测卵泡的发育以及排卵的发生，可同时了解子宫形态大小、内膜厚度及分型、卵巢体积、窦卵泡数计数以及是否有输卵管积水等情况。

3. 子宫输卵管通液术

输卵管通液术简便廉价，但检查过程不能直视输卵管情况，不能确定是一侧或是双侧输卵管阻塞，也不能准确判定病变的具体部位及是否有粘连，准确性较差，只能作为临床初步评估输卵管通畅度的筛选方法。

4. 子宫输卵管造影（hysterosalpingography，HSG）

HSG通过宫颈管注射显影介质对子宫腔和输卵管进行影像学评价，目前仍是检查输卵管通畅度的首选方法，与腹腔镜相比具有更微创、更廉价和并发症少的特点。HSG可较准确地评估输卵管通畅情况，且延迟片对判断通畅程度具有重要的参考价值。虽然HSG对输卵管梗阻的诊断具有较高的可信度，但仍有一定的假阳性率，尤其是在诊断病因多样化的输卵管近端阻塞。因此，HSG在临床广泛应用的同时，应不断提高其诊断的准确性，降低假阳性率。

5. 超声子宫输卵管造影（hysterosalpingo-contrast sonography，HyCoSy）

HyCoSy是在经阴道超声引导下向子宫腔内注入造影剂，通过观察造影剂在子宫腔、输卵管内的流动以及进入盆腔后弥散的情况来判断输卵管的通畅程度。HyCoSy简单有效、安全廉价，不仅可以显示宫腔、输卵管、盆腔的情况，而且还可以发现子宫肌层和卵巢疾病。对HyCoSy诊断输卵管通畅度的准确性目前还有争议，但随着特异性超声成像技术的发展和新型造影剂的出现，HyCoSy的准确性也在不断提高。

6. 宫腔镜

宫腔镜检查可了解宫腔情况，诊断和治疗宫腔粘连、黏膜下肌瘤、息肉、子宫畸形等，可用于 HSG 和超声异常的进一步评估和治疗。但宫腔镜毕竟会给患者带来一定的经济负担和痛苦，在 UI 患者的基本评估检查中，是否需要宫腔镜作为常规检查手段还有争议。2015 年 ASRM 指出宫腔镜下插管通液可以对 HSG 提示的输卵管近端梗阻进行确认和排除。

7. 腹腔镜下输卵管通液术

腹腔镜是判断输卵管通畅度的金标准，可在直视下检查盆腔情况，发现输卵管结构异常如输卵管周围及伞端粘连等。对于既往合并盆腔炎性疾病、异位妊娠、子宫内膜异位症等病史的女性，可进行诊断性腹腔镜评估检查。对于不孕年限长（>3 年）以及影像学检查未提示明显异常者，也可以考虑行腹腔镜评估检查。由于腹腔镜的有创性和昂贵性，其临床应用也一直有争议，如为了明确 UI 的可能病因，对所有的 UI 妇女进行腹腔镜检查，就有可能导致过度检查，给患者带来不必要的身心创伤和经济负担，而且是否能够增加患者的生育机会仍有争议。

8. 免疫因素的检查

由于目前没有足够的证据显示免疫因素与不孕存在直接因果关系，故不推荐在不孕（育）症的常规筛查评估中进行免疫因素筛查，也不推荐免疫因素筛查纳入诊断不明原因性不孕的评估流程中。

三、诊断标准

依据 2006 年 ASRM 指南、2013 年 NICE 临床指南及中国 2019 年《不明原型不孕症诊断与治疗中国专家共识》等均提出了不明原因性不孕的概念，其表述大同小异。其诊断标准可归纳为：男女双方有规律、未避孕性生活至少 1 年未孕，且经过不孕因素常规评估筛查（精液分析、输卵管通畅度检查、排卵功能评估）仍未能找到明显的原因，即可诊断。

四、治疗流程

对于 UI 的诊治应当遵循个体化原则，治疗策略需考虑患者个体特征，根据 UI 夫妇年龄、不孕年限、治疗史、治疗效果、生育需求的迫切性以及治疗成本等各方面因素制订恰当的治疗方案。UI 的治疗方法主要包括期待治疗、药物治疗（促排卵）、手术治疗（宫腔镜、腹腔镜手术）以及宫腔内人工授精和体外受精胚胎移植术等辅助生殖技术治疗。

（一）期待治疗

鼓励 UI 患者试孕。对于年龄＜35 岁、不孕年限≤2 年的 UI 患者（无卵巢功能减退），可先选择期待治疗 6～12 个月；如在期待治疗后仍未孕，可考虑行积极治疗（OI＋IUI、IVF-ET 或腹腔镜治疗）。不推荐年龄＞35 岁、不孕年限＞3 年的 UI 夫妇进行期待治疗，因为这样可能会延误患者的受孕时机。

（二）药物治疗

1. 口服促排卵药物

包括来曲唑、克罗米芬等。UI 患者可单独口服卵巢刺激药物（如 CC、阿那曲唑、来曲唑等）治疗，但与期待治疗相比并不能提高活产率，不推荐 UI 患者单独口服促排卵药物治疗，单独使用 CC 并不能提高活产率。

2. 促性腺激素

目前没有足够的证据表明促性腺激素治疗＋指导同房治疗不明原因性不孕优于期待治疗；但有中度证据表明促性腺激素治疗＋指导同房的效果与口服药物相似。大多数研究报告表明：与口服促排卵药物相比，促性腺激素在妊娠结局上未见显著差异，其可能带来的妊娠率提升需以增加多胎妊娠风险为代价。但有研究显示口服促排卵药物联合 Gn 或单独使用 Gn 促排卵治疗可提高 UI 患者活产率。

3. 手术治疗

不推荐 UI 患者常规进行腹腔镜检查或治疗，如怀疑Ⅰ～Ⅱ期子宫内膜异位症，或有盆腔粘连危险因素的 UI 患者可考虑行腹腔镜检查或治疗，有可能增加患者怀孕机会。

五、助孕治疗及随访

1. 宫腔内人工授精

促排卵＋宫腔内人工授精应视为不明原因性不孕的一线治疗手段。但不建议采用自然周期（NC）＋IUI 治疗不明原因性不孕，因为 NC＋IUI 的妊娠率显著低于促排卵联合 IUI；而且 NC＋IUI 的妊娠率可能也不高于期待治疗。促排卵药物可选择来曲唑、克罗米芬或低剂量的促性腺激素。

对于年龄＜35 岁且不孕年限＞2 年，或年龄 35～39 岁 UI 患者可行 OI＋IUI

治疗 3～4 个周期；对于＞40 岁 UI 患者是否进行 IUI 治疗还有争议，进行 IUI 成功率低（抱婴回家率小于 5%），还有可能延误受孕时机。

2. 体外受精胚胎移植术

IVF 是多数 UI 患者的最终治疗手段，但需注意多胎妊娠、卵巢过度刺激综合征等并发症。年龄＜35 岁的 UI 患者经期待治疗 6～12 个月以及 OI＋IUI 治疗 3～4 个周期仍未受孕可考虑进行 IVF 助孕；对于 35～39 岁不孕年限较长（＞3 年）的 UI 患者也可以考虑直接行 IVF 助孕；对于＞40 岁或者卵巢储备功能下降的 UI 患者，有人建议直接尝试 IVF 助孕，帮助患者尽快怀孕。

六、流程图

见图 5.1。

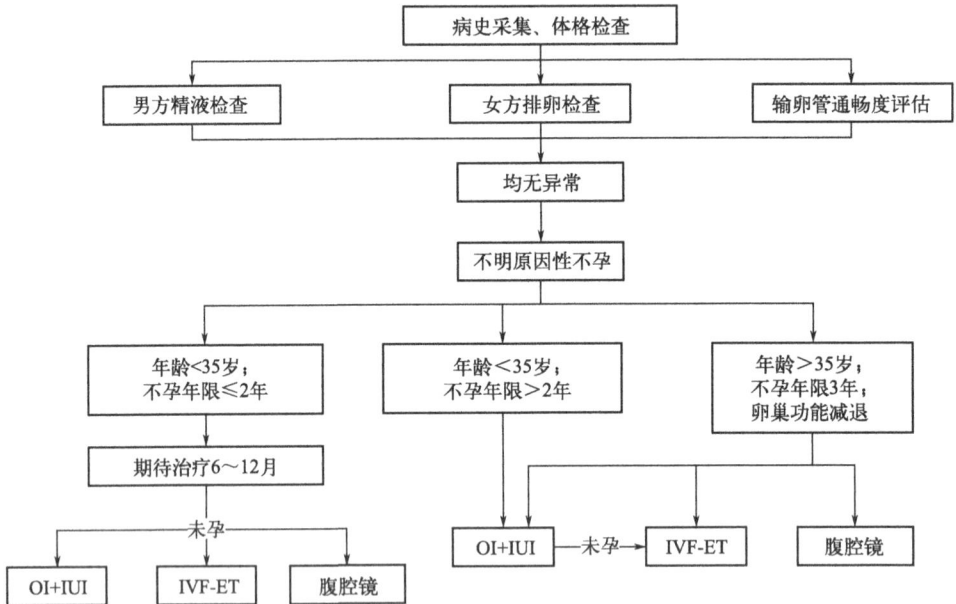

图 5.1 不明原因性不孕的诊治流程

（李艳辉）

第六章

排卵障碍性不孕的
诊治规范

一、排卵障碍的定义

排卵障碍是育龄期女性常见的问题，通常与下丘脑-垂体-卵巢轴的间歇性或慢性功能紊乱相关。这些障碍可能严重影响生活质量，尤其是在导致不孕或月经异常时。月经问题可能表现为月经周期频率或规律性的改变、月经过多，甚至完全缺乏月经周期，这称为闭经。排卵障碍还可能对生殖功能产生负面影响，慢性无排卵常常是导致不孕的主要原因之一。虽然已知有多种因素可能引起排卵障碍，但这些问题的病理机制仍未完全清楚。排卵障碍往往伴随其他内分泌疾病、肿瘤、心理和精神障碍，或者是某些药物使用的结果。

排卵障碍是指女性卵巢在正常的生理周期内无法按预期规律地释放成熟卵子的情况。这种障碍可表现为周期性或持续性的无排卵，或其他与排卵相关的功能异常，导致月经不规律、月经失调或不孕等症状。排卵障碍的表现和原因多种多样，可能与内分泌紊乱、卵巢功能异常、体重变化、情绪压力、疾病或药物使用等因素相关。

排卵障碍的常见类型包括：

（1）无排卵（Anovulation） 指女性在一个周期内完全没有排卵，通常会导致月经停滞或不规律。常见的原因包括多囊卵巢综合征（PCOS）、体重过低或过高、严重的情绪压力、甲状腺或其他内分泌疾病等。

（2）稀发排卵（Oligo-ovulation） 排卵发生频率较低，月经周期不规律。虽然排卵发生，但周期间隔较长。

（3）黄体化未破裂卵泡（LUF，Luteinized Unruptured Follicle） 尽管卵泡在生理上发育成熟并出现黄体化变化，但未能正常破裂释放卵子。

（4）黄体相外（LOOP，Luteal Out of Phase） 卵泡过早地进入黄体期，导致排卵不完全或不正常。

（5）排卵功能的其他异常 如排卵过程中激素水平的异常，或卵泡和黄体的发育问题等。

排卵障碍可能导致生育困难，因此对其进行有效的诊断和治疗，对于改善生育能力至关重要。

二、排卵障碍的病因

1. WHO 分类系统

1973 年 WHO 分类提出了三种类型的排卵功能障碍（WHO-Scientific-

Group，1973）。

Group I 指"具有闭经症状且几乎没有或完全没有内源性雌激素活性的女性，包括以下患者：①促性腺激素缺乏性卵巢衰竭；②完全或部分垂体功能减退；或③垂体-下丘脑功能障碍"。

Group II 指"月经周期紊乱（包括闭经）的女性，具有明显的雌激素活性（尿液中的雌激素通常$<10\mu g/24$小时），其尿液和血清中的促性腺激素处于正常范围并波动，且这些女性可能会有相对规律的自发性月经出血（即每$24\sim38$天 1 次），但没有排卵"。

Group III 指"女性具有原发性卵巢衰竭（现称为原发性卵巢功能不全，POI），伴有低水平的内源性雌激素活性和病理性升高的血清和尿液促性腺激素"。

WHO 的分类系统最早在 50 多年前提出，当时排卵障碍的分类和诊断主要依赖于月经过少、原发性和继发性闭经的描述。那时的诊断工具主要限于临床观察、双合诊、基础体温测量、雌激素比色测定以及 24 小时尿促性腺激素测定等。随着医学的进步，影像学、实验室检测及基因组学等领域已经取得了显著的突破。如今，我们不仅可以通过多种影像学检查发现下丘脑-垂体-卵巢轴及相关内分泌腺体的器质性病变（如颅咽管肿瘤、微腺瘤或空蝶鞍综合征等），还可以通过基因检测发现与排卵障碍相关的基因突变或缺陷（如与多囊卵巢综合征相关的 THADA、INS-VNTR 和 DENND1A 基因突变）。这些技术的进步为排卵障碍的诊断和治疗提供了更精确的依据。

2. FIGO 排卵障碍分类系统（HyPO-P）

2022 年国际妇产科联盟提出了排卵障碍的新分类系统。该系统首先对排卵障碍进行了明确定义：育龄期未妊娠女性正常排卵功能发生的任何改变均为排卵障碍；同时应将慢性与间歇性/偶发性排卵障碍的概念进行区分。

新的 FIGO 排卵障碍分类系统是一个三级多层的排卵障碍分类系统（图 6.1），这一新系统与 WHO 分类方式有显著不同。首先，该系统基于解剖结构（下丘脑、垂体、卵巢）进行分类，并将多囊卵巢综合征（PCOS）作为一个独立类别，置于解剖分类之外。PCOS 是育龄女性最常见的内分泌疾病，也是导致稀发排卵或无排卵的最主要原因，但其病因并不局限于卵巢，因此应单独分类。相比基于激素水平的分类，基于解剖结构的分类更为精确且易于获得。其次，新的分类系统增加了具体的病因类别。单纯依据解剖结构进行分类往往过于宽泛和简略，因此，FIGO 在此基础上进一步细化了影响解剖功能的病因，并分为可通过组织病理学或实验室检测确认的因素，或者是由于医源性因素或无法通过常规检测量化的功能性疾病引起的障碍。

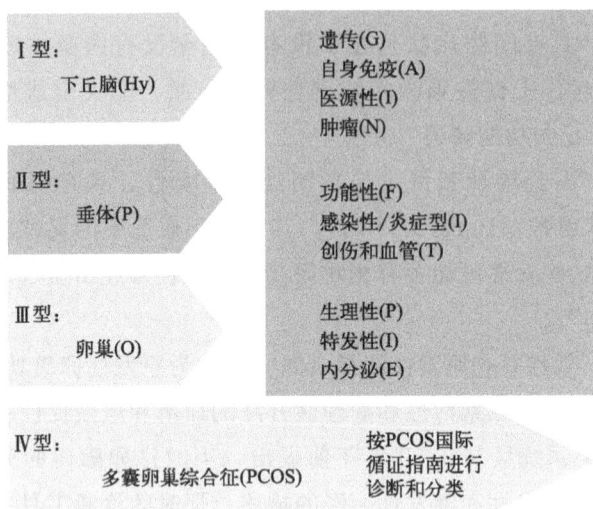

图 6.1　FIGO 排卵障碍分类系统（HyPO-P）图解

在使用新排卵障碍分类系统时，首先应评估患者是否存在排卵障碍。需要明确的是，排卵障碍并不等同于无排卵，患者可能会出现偶发或长期存在的排卵障碍，因此需要进行仔细辨别。排卵障碍的表现通常包括月经频率、规律性或经期出血量的改变，甚至可能出现闭经或不孕等症状。然而，需要特别注意的是，对于 18 岁以下和 45 岁以上的女性，月经异常往往属于正常现象。而对于不孕症患者，虽然部分女性可能会伴有典型的排卵障碍月经症状，但也有一些女性月经周期正常，却未发生排卵。因此，如何评估患者是否排卵，并进一步确认排卵障碍是至关重要的。

首先，对于 24～38 岁有规律月经周期的育龄期女性，通常可以排除排卵障碍。其次，可通过测量尿液中的 LH 水平来判断是否排卵。最后，还可以结合内分泌学和影像学的方法，具体选择哪种方法应根据临床情况而定。

在初步评估确定患者存在排卵障碍后，可使用该分类系统。该系统的一级分类基于解剖结构（下丘脑、垂体、卵巢）以及 PCOS。Ⅰ型表示下丘脑（Hypothalamus）；Ⅱ型表示垂体（Pituitary）；Ⅲ型表示卵巢（Ovarian）；Ⅳ型表示 PCOS。使用 "HyPO-P" 缩写有助于记住该系统的核心组成部分。

该系统的第二级分类是基于已知或可疑的病因，可通过缩写 "GAIN-FIT-PIE" 来记忆，包括遗传（Genetic）、自身免疫（Autoimmune）、医源性（Iatrogenic）、肿瘤（Neoplasm）、功能性（Functional）、感染性和炎症性（Infectious/Inflammatory）、创伤和血管（Trauma & Vascular）、生理性（Physiological）、特发性（Idiopathic）和内分泌（Endocrine）等因素。第三级是确定引起

或促成排卵障碍的具体疾病。例如，对于月经稀发且不规律、伴有溢乳和催乳素升高，且 MRI 检查发现垂体瘤的患者，可归类为 Ⅱ-N 型（垂体瘤）。对于月经不规则、稀发并伴有轻度多毛的患者，超声检查显示至少有一个卵巢显著增大（卵巢体积大于 10mL 或卵巢内有 12 个以上直径为 2～9mm 的卵泡，且没有优势卵泡或黄体），可归类为 Ⅳ-PCOS 型。

三、排卵障碍性不孕的诊断

排卵障碍性不孕的原因复杂，对其诊断的要求按照 FIGO 分类系统的三级多层系统进行，包括确定病变的环节和具体的疾病。诊断时需先寻找排卵障碍的原因，明确病变部位，然后再确认是哪种疾病引起的。

（一）病史

了解是否存在先天性缺陷或其他疾病以及家族史；详细询问月经史，包括初潮年龄、第二性征发育情况、月经周期、经期、经量等；发病前是否有导致排卵障碍的诱因，如精神因素、环境改变、体重增减、剧烈运动、各种疾病及用药影响等；已婚妇女还需注意其生育史及产后并发症；还应询问是否伴随其他症状，如头痛、视力障碍、恶心、呕吐等，这可能提示垂体或蝶鞍肿瘤；若伴有周期性腹痛，则提示可能存在子宫腔粘连综合征，应进一步检查。

（二）体格检查

包括全身检查和妇科检查。

1. 全身检查

评估发育和营养状况，精神智力状态，身高、体重，第二性征（如毛发分布、乳房发育），是否有乳汁分泌、甲状腺肿大等。对于原发性排卵障碍性不孕或性征不全者，还应检查嗅觉是否缺失。

2. 妇科检查

检查外阴发育、阴毛分布，有无阴蒂肥大，阴道及子宫发育情况，有无先天性畸形，双侧附件是否有肿物及炎症等。

（三）辅助检查

通过病史和体格检查获得初步了解后，再通过选择性的辅助检查明确诊断。

1. 功能试验

评估体内雌激素水平。

（1）孕激素试验 肌注黄体酮注射液 20～40mg/d，连续 3～5 天；口服地屈孕酮 10～20mg/d，连续 5～10 天；口服甲羟孕酮 8～10mg/d，连续 8～10 天；口服微粉化黄体酮 200～300mg/d，连续 10 天。停药后若出现阴道出血，提示体内子宫内膜已受一定水平雌激素影响。

（2）雌孕激素序贯试验 适用于孕激素试验后无阴道出血的患者。首先服用足够剂量的雌激素，如戊酸雌二醇或 17β-雌二醇 2～4mg/d，持续 15 天后加用孕激素（方法同孕激素试验），两药同时使用 10～15 天后停用，若停药后出现阴道出血，说明子宫内膜功能正常，排卵障碍的原因可能是体内雌激素水平低，应进一步寻找原因；若无撤药性出血，需重复试验一次，若仍无出血，提示子宫内膜存在缺陷或损伤，考虑为子宫性排卵障碍。

2. 激素测定

进行 FSH、LH、PRL、孕酮（P）、雌激素（E2）、睾酮（T）、促甲状腺激素（TSH）等激素的测定，辅助诊断。

（1）FSH、LH 测定 经期测定 FSH＞40IU/L（至少相隔 1 个月，且两次及以上测定）提示卵巢功能衰竭；FSH＞20IU/L 提示卵巢功能减退；LH＜5IU/L 提示病变在下丘脑或垂体，需进一步检查。

（2）PRL 及 TSH 测定 血清 PRL＞35ng/mL 提示高催乳素血症，应排除垂体肿瘤；但 PRL 会受到月经周期、情绪、运动、睡眠、饮食等因素的影响，需要至少测定 2 次。PRL、TSH 同时升高提示甲状腺功能减退引起的排卵障碍。

（3）孕酮测定 孕酮水平升高，提示已发生排卵，

（4）睾酮测定 睾酮水平高，提示可能为多囊卵巢综合征或卵巢支持-间质细胞瘤等；雌激素水平低，提示卵巢功能不正常或衰竭，但还需结合 FSH 和 LH 水平进行进一步判断。

（5）抗苗勒氏管激素（AMH） AMH 由卵巢颗粒细胞分泌，其水平在整个月经周期中相对恒定，可以随时采血进行检测。AMH 水平能及时反映卵巢储备变化，比 FSH 预测卵巢储备的价值更高。研究表明，当 AMH 水平在 0.5～1.1ng/mL 之间时，预示卵巢储备功能减退。

（6）其他检查 肥胖、多毛、痤疮患者还需进行胰岛素、多种雄激素（血睾酮、硫酸脱氢表雄酮、尿 17 酮等）测定、口服葡萄糖耐量试验（OGTT）、胰岛素释放试验等，判断是否存在胰岛素抵抗、高雄激素血症或先天性 21-羟化酶功能缺陷等；对于 Cushing 综合征，则可进行 24 小时尿皮质醇测定或 1mg 地塞米

松抑制试验。

3. 其他辅助检查

（1）盆腔超声检查　观察盆腔内是否有子宫和卵巢，检查子宫形态、大小及内膜厚度，卵巢大小、形态、卵泡数目以及是否有卵巢肿瘤等。

（2）CT或磁共振成像（MRI）　用于检查盆腔及头部蝶鞍区，了解盆腔肿块及中枢神经系统病变性质，诊断卵巢肿瘤、下丘脑病变、垂体微腺瘤、空蝶鞍等。

（3）腹腔镜检查　可以直接观察卵巢形态、子宫大小，对诊断多囊卵巢综合征等疾病有一定价值。

（4）染色体检查　对鉴别性腺发育不全的病因及指导临床处理具有重要意义。

（5）基础体温测定　了解卵巢的排卵功能。

四、排卵障碍性不孕的诊治

（一）FIGO Ⅰ-Ⅱ型排卵障碍的诊治

1. 病因

FIGOⅠ型排卵障碍通常是由于下丘脑功能失调影响垂体分泌，从而干扰卵巢的内分泌功能，导致排卵障碍。其病因较为复杂，涉及多种因素，主要包括如下：

（1）精神和神经因素　精神创伤、过度紧张、焦虑、恐惧以及环境变化等均可导致中枢神经系统与下丘脑之间的调节功能失调，进而通过下丘脑-垂体-卵巢轴影响卵泡的发育和成熟，导致排卵功能障碍，引起闭经。这种情况多见于年轻女性或从事高压脑力劳动的人群。

（2）体重下降与神经性厌食　营养不良是导致闭经的重要原因之一。无论是体重急剧下降还是真正的神经性厌食，都可能诱发闭经，尤其常见于年轻女性或舞蹈演员等群体。长期营养不足会导致促性腺激素释放激素（GnRH）水平降低至青春期前的水平，进而使促性腺激素和雌激素水平下降，从而引发闭经。

（3）运动性闭经　剧烈运动后，GnRH的释放受到抑制，导致促黄体生成激素（LH）分泌减少，进而可能引发闭经。目前认为，体内脂肪减少和营养不良引起的瘦素水平下降是抑制生殖轴功能的机制之一。

（4）药物性闭经　长期使用避孕药等药物，能够通过负反馈作用抑制下丘脑和垂体的功能，导致闭经。长期服用抗精神病药物、抗抑郁药、避孕药、甲氧氯普胺、鸦片类药物等，都可能抑制下丘脑分泌功能，导致催乳素抑制因子（PIF）和促性腺激素释放激素（GnRH）分泌不足，进而引起垂体催乳素（PRL）升高、促性腺激素降低，最终导致闭经和溢乳综合征。此类闭经一般是可逆的，停药后3～6个月内自然恢复月经。

（5）下丘脑器质性疾病　这类情况较为罕见。比如颅咽管瘤，通常发生在蝶鞍部位的垂体柄漏斗部前方。肿瘤增大时可能压迫垂体柄，影响下丘脑GnRH和多巴胺向垂体的转运，导致低促性腺激素性闭经，并伴有垂体催乳激素分泌增加。

（6）下丘脑基因缺陷性闭经　先天性GnRH分泌缺陷可由基因缺陷引起，常见的有Kallmann综合征和特发性低促性腺激素性闭经。Kallmann综合征由X染色体Xp22.3的 KAL-1 基因缺陷引起；特发性低Gn性闭经则由GnRH受体1基因突变导致。

2. 治疗

（1）一般治疗　全身治疗和心理治疗非常重要。若排卵障碍是由于疾病或营养不良引起，应积极治疗全身性疾病，提高机体体质，供给足够的营养，维持标准体重。若由于应激或精神因素引起，应进行耐心的心理治疗，消除精神紧张和焦虑。运动性闭经者应适当减少运动量及训练强度。

（2）病因治疗　脑部肿瘤患者诊断明确后，应根据肿瘤的部位、大小和性质制定治疗方案。

（3）药物治疗　主要是促排卵治疗。对于FIGO Ⅰ型排卵障碍者，多为低促性腺激素血症，在采用雌激素治疗促进生殖器官发育，子宫内膜已经获得对雌、孕激素的反应后，可采用促性腺激素（Gn）联合绒毛膜促性腺激素（hCG）治疗，促进卵泡发育诱发排卵，由于可能导致卵巢过度刺激综合征（OHSS），故使用Gn诱发排卵时必须在有经验的医生指导下使用。

① 促排卵药物　促性腺激素（Gn）类药物主要分为两大类：天然Gn和基因重组Gn。天然Gn包括以下几种：

a. 从绝经妇女尿液中提取的Gn，如人绝经促性腺激素（hMG）和尿源人卵泡刺激素（uFSH）；从孕妇尿液中提取的人绒毛膜促性腺激素（uhCG）。

b. 基因重组Gn包括重组卵泡刺激素（rFSH）、重组促黄体生成素（rLH）和重组人绒毛膜促性腺激素（rhCG）。

② 使用方法　治疗通常从月经周期的第2至第6天开始，推荐使用hMG或FSH，起始剂量不超过75IU/d。注射方式为肌内注射，每日或隔日一次。在治疗的前7～4天内，如果卵巢无反应，逐渐增加剂量，递增幅度可为原剂量的

50%或100%。如果出现优势卵泡发育，应维持当前剂量不变；若经过 7 天治疗仍无优势卵泡发育，继续增加剂量，最大剂量可增加至 225IU/d。当卵泡成熟时，应注射 hCG 5000～10000IU，以模拟内源性 LH 峰值，诱导排卵并指导同房。

（二） FIGO Ⅲ型排卵障碍的治疗

FIGO Ⅲ型卵巢排卵障碍多数为卵巢功能障碍导致的排卵障碍性不孕，通常表现为月经异常（如稀发排卵、闭经）及不孕。该类型排卵障碍的病因复杂，涉及卵巢储备功能减退、卵巢反应性降低及其他病理性因素。

1. 诊断

FIGO Ⅲ型卵巢排卵障碍的诊断主要依靠病史采集、体格检查、辅助检查及实验室评估。

（1）病史采集

① 月经史：月经稀发、周期延长、不规则或闭经。

② 生育史：不孕或多次妊娠失败。

③ 家族史：有无卵巢功能异常或早发性卵巢功能衰竭家族史。

④ 其他：既往手术史、放化疗史及药物使用史。

（2）体格检查

① 全身情况：评估营养状态、BMI、甲状腺及乳腺情况。

② 妇科检查：宫颈及盆腔检查，排除其他结构异常。

（3）实验室检查

① 基础激素水平检测：促卵泡生成激素（FSH）、黄体生成激素（LH）、雌二醇（E2）。

② 抗苗勒管激素（AMH）：评估卵巢储备功能。

③ 排除其他内分泌疾病：甲状腺功能（TSH、T4、T3）、催乳素（PRL）、高雄激素水平（睾酮、DHEA-S）检查。

（4）辅助检查

① 超声检查：经阴道超声（TVS）评估窦卵泡数（AFC）、卵巢体积及子宫形态。排除卵巢结构异常如囊肿或肿瘤。

② 子宫输卵管造影（HSG）：了解输卵管通畅性。

③ 必要时行磁共振成像（MRI）：进一步排除盆腔其他病变。

（5）诊断依据　月经不规则或闭经，伴有生育困难。基础激素水平异常：高 FSH 提示卵巢储备功能减退；低 E2 提示卵泡发育障碍。超声显示窦卵泡数减少。

2. 治疗

治疗目标为促进排卵、恢复正常月经周期及提高妊娠率。具体策略根据患者年龄、卵巢功能及生育需求个体化制定。

（1）一般治疗　调整生活方式，控制体重，BMI过高或过低均可能影响卵巢功能。改善饮食结构：摄入富含蛋白质、维生素及微量元素的饮食。缓解精神压力，适当心理疏导和减压。补充维生素D和抗氧化剂，部分研究显示可能改善卵巢反应性。

（2）药物治疗　主要是促排卵治疗，具体见第八章第一节。

（3）手术治疗　对于部分合并卵巢囊肿或其他病理性病变患者，可考虑手术干预。

（4）辅助生殖技术　对于部分卵巢储备功能尚具备进行IVF-ET治疗的女性，可积极进行辅助生殖助孕治疗。

（5）中医药辅助治疗　中医药可在调节月经周期、改善卵巢功能方面发挥辅助作用。选用具有补肾健脾、活血化瘀功效的方剂。

3. 预后与随访

（1）预后　FIGO Ⅲ型排卵障碍的治疗效果与患者年龄、卵巢储备功能密切相关。年轻患者通过促排卵或辅助生殖技术妊娠率较高，而高龄患者预后较差。

（2）随访　定期监测月经恢复和排卵情况。动态评估卵巢储备功能（AMH、AFC）。关注心理状态，提供必要的心理支持。FIGO Ⅲ型卵巢排卵障碍的诊治需多学科协作，结合患者个体情况选择合适的治疗方案，优化妊娠结局，同时加强术后及长期随访管理，提升患者生活质量。

（三）　FIGO Ⅳ型排卵障碍的治疗

1. FIGO Ⅳ型排卵障碍的诊断

可参照2023年版的PCOS国际循证指南进行。诊断标准目前仍推荐采用2003年的鹿特丹诊断标准或者2011年我国卫生部颁布的《多囊卵巢综合征诊断》行业诊断标准。

2. 治疗目标

多囊卵巢综合征（PCOS）是生育年龄女性中常见的内分泌紊乱疾病，主要表现为排卵障碍、高雄激素血症及多囊样卵巢形态，通常伴有代谢异常和肥胖。PCOS导致的排卵障碍为Ⅳ型，根据患者需求，治疗目标可分为：

（1）改善月经周期规律性　适用于近期无生育需求的患者。

（2）恢复排卵功能　适用于有生育需求的患者。

（3）降低代谢和心血管风险　通过生活方式干预和药物改善代谢状态。

（4）缓解高雄激素相关症状　如多毛、痤疮和脱发等。

3. 治疗方法

PCOS 的治疗通常采用个体化策略，需结合患者的年龄、体重指数（BMI）、是否有生育需求及代谢状态等因素。

（1）生活方式干预　生活方式干预是 PCOS 治疗的基础。

① 体重管理：对于超重或肥胖的 PCOS 患者，通过饮食控制和适量运动将体重降低 5%～10%，即可显著改善内分泌和代谢状态，恢复月经周期及排卵功能。

② 饮食干预：推荐低糖低脂饮食，优先选择低升糖指数（GI）食物，增加膳食纤维摄入。

③ 运动干预：每周至少进行 150 分钟中等强度的有氧运动，可辅助改善胰岛素抵抗和心血管风险。

（2）药物治疗

① 无生育需求的患者

a. 口服避孕药（COC）：联合雌激素和孕激素的口服避孕药可调节月经周期，抑制卵巢雄激素分泌，改善多毛和痤疮等症状。

b. 抗雄激素药物：如螺内酯、氟他胺和达英-35，可改善多毛症状，但需注意避孕。

c. 胰岛素增敏剂：如二甲双胍，通过改善胰岛素抵抗，可调节月经周期并降低代谢风险。

② 有生育需求的患者：可进行促排卵治疗。

a. 第一线：来曲唑或克罗米芬。

来曲唑：作为芳香化酶抑制剂，效果优于克罗米芬，尤其适用于 BMI 较高的患者。推荐剂量为 2.5～7.5mg/d，第 2～5 天起服用，疗程 5 天。

克罗米芬：通过选择性雌激素受体调节作用，促进卵泡发育。剂量为 50～150mg/d，第 2～5 天起服，疗程 5 天。

b. 第二线：促性腺激素（HMG/FSH）。对于口服药物治疗无效者，可应用 HMG 或 FSH 促排卵。需在严格监测下进行，以避免卵巢过度刺激综合征（OHSS）。

c. 第三线：手术治疗。对于药物促排卵失败的 PCOS 患者，可考虑行腹腔镜卵巢打孔术（LOD），以降低卵巢雄激素水平，恢复排卵功能。但 LOD 可能影响卵巢储备功能，应谨慎选择。

（3）辅助生殖技术　对于多次促排卵治疗失败或合并其他生育障碍（如输卵管阻塞、男性因素）的患者，可直接进行体外受精-胚胎移植（IVF-ET）。PCOS患者IVF-ET的治疗需谨慎控制促排卵方案，选择个体化低剂量促排卵药物，避免卵巢过度刺激综合征（OHSS）。冷冻胚胎移植（FET）可有效降低OHSS风险。

（4）代谢干预

① 二甲双胍：通过改善胰岛素抵抗，辅助恢复排卵并降低代谢风险，尤其适用于肥胖或糖耐量异常患者。

② GLP-1受体激动剂：如利拉鲁肽，已被证明可用于肥胖的PCOS患者，有助于体重减轻和胰岛素敏感性改善。

（5）中医药辅助治疗　中医药治疗对改善PCOS症状和恢复排卵有一定辅助作用。常用中药包括调节肝肾功能、补气血的方剂，如丹参、黄芪、当归等，但需在专业医生指导下使用。

4. 治疗中的注意事项

（1）长期管理　PCOS为慢性疾病，需要持续的监测和干预，包括定期随访体重、代谢指标及内分泌水平。

（2）个体化治疗　结合患者的需求和具体情况选择合适的治疗方法，避免过度治疗或不足治疗。

（3）心理支持　PCOS患者常伴有焦虑和抑郁情绪，应提供心理咨询和支持，以提高患者生活质量。

5. 展望

未来的PCOS治疗将更加关注精准医疗，包括基于遗传和分子机制的个体化治疗策略。同时，研究新型药物和辅助治疗手段，如靶向代谢通路的药物和微生物组干预，有望进一步改善PCOS的治疗效果。

（李艳辉）

第七章

子宫内膜异位症相关
不孕手术治疗规范

一、概述

子宫内膜异位症（endometriosis，内异症）是指子宫内膜组织（腺体和间质）在子宫腔被覆内膜及子宫以外的部位出现、生长、浸润，反复出血，继而引发疼痛、不孕及结节或包块等。内异症是生育年龄妇女的常见病和多发病，发生率5%～10%。研究表明，30%～50%的内异症患者合并不孕，而25%～50%的不孕症患者由内异症造成。子宫内膜异位症分为卵巢型、腹膜型、深部浸润型及其他部位型。卵巢型子宫内膜异位症又分为微小病变型和囊肿型，其中囊肿型多称为子宫内膜异位囊肿（endometriosis cysts），约占子宫内膜异位症的40%，因囊内陈旧性积血多呈"巧克力样"改变，临床上常称为"巧克力"囊肿。卵巢子宫内膜异位囊肿相关性不孕的治疗方式包括：期待治疗、药物促排卵、手术治疗和辅助生殖技术。本文仅针对卵巢子宫内膜异位囊肿相关性不孕患者的手术治疗制定规范，以指导临床工作，提高患者的妊娠率。

二、手术治疗目的

宫腹腔镜联合是诊断内异症的金标准和治疗内异症合并不孕的重要手段之一。手术可达到以下目的：

① 发现病灶获取组织，明确病理诊断；

② 了解盆腔情况，恢复盆腔结构，改善盆腔微环境；

③ 切除内异症病灶；

④ 进行内异症分期和输卵管评分，计算内异症生育指数，指导术后妊娠；

⑤ 发现并去除其他不孕相关因素；

⑥ 了解宫腔情况，排除子宫内膜病变。内异症发病机制"在位内膜决定论"，发现内异症在位子宫内膜的基因、结构及局部微环境发生了异常改变，进一步影响内膜的正常功能活动，可能是导致内异症患者不孕的重要因素之一，多项国内外回顾性研究发现内异症不孕症患者子宫内膜息肉的发生率显著高于无内异症的不孕症患者，尤其是在月经异常的内异症患者中，其子宫内膜息肉和子宫内膜异常增生的发生率均显著高于月经正常者。

三、手术治疗适应证

① 年龄＜35岁卵巢子宫内膜异位囊肿不孕症患者，卵巢储备功能良好，无

男方精液异常或配子运输障碍等情况。

② 子宫内膜异位囊肿直径≥4cm。

③ 子宫内膜异位囊肿生长过快，怀疑恶性可能。

④ 子宫内膜异位囊肿导致取卵困难等。

建议行腹腔镜＋宫腔镜联合手术治疗，以确定内异症的诊断、分型、分期并行生育力的全面评估，包括输卵管通畅性。

四、手术治疗禁忌证

① 年龄＞35 岁卵巢子宫内膜异位囊肿不孕症患者，或存在男方精液异常或配子运输障碍等其他辅助生殖治疗适应证，建议直接行体外受精-胚胎移植（IVF-ET）。

② 复发性卵巢子宫内膜异位囊肿合并不孕者不主张反复手术，手术本身不能明显改善术后妊娠率，而且有可能加重卵巢储备功能的损害。临床评估卵巢子宫内膜异位囊肿无恶变的前提下，建议直接行 IVF-ET。

③ 卵巢子宫内膜异位囊肿合并子宫腺肌症的不孕患者，建议直接行 IVF-ET。

④ 对于卵巢子宫内膜异位囊肿合并深部子宫内膜异位症（DIE）导致的不孕症患者，手术治疗虽然可改善病灶，但不会显著提高妊娠率，且由于手术创伤大、并发症多，建议直接进行体外受精-胚胎移植（IVF-ET）治疗。

五、术前评估

① 病情严重程度评估：包括卵巢囊肿的大小、既往治疗历史、是否合并子宫腺肌病以及是否伴有深部子宫内膜异位症（DIE）等情况。

② 生育力评估：评估因素包括患者年龄、窦卵泡数、抗苗勒管激素（AMH）水平、基础内分泌水平（如 FSH、LH、E2、P 等），以及卵巢储备功能。

③ 输卵管通畅性检查：通过相关影像学检查如子宫输卵管造影（HSG）或腹腔镜，评估输卵管是否通畅。

④ 男方精液分析：评估男方的精液质量，包括精子浓度、活力、形态等参数。

⑤ 排卵情况评估：对于卵巢子宫内膜异位囊肿患者，建议进行卵巢储备功能的评估后，进行宫腹腔镜联合检查，既能帮助确诊和分期内异症，还能评估输

卵管通畅性及生育力状况。

六、手术流程

（一）术前准备

1. 术前检查

包括妇科检查、血常规、凝血功能、肝肾功能、电解质、心电图、胸片、白带常规、CA125、妇科 B 超、泌尿系 B 超，以及必要时的盆腔 MRI。

2. 术前沟通

与患者及家属进行充分沟通，确保他们充分理解和认同手术的风险，尤其是泌尿系统和肠道损伤的可能性，并取得知情同意。

（二）手术方式

建议采取宫腹腔镜联合检查，并首选囊肿剥除术。手术中首先分离与周围组织的粘连，吸尽囊内的巧克力样液体，准确辨别囊肿与卵巢皮质的分界，并彻底清洗囊壁后剥除囊肿。手术时需注意解剖层面的保护，避免使用双极电凝止血，采用缝合止血方法可以减少对卵巢功能的损害，并尽量保护正常卵巢组织。术后，用大量生理盐水对盆腔进行彻底冲洗，手术创面可使用防粘连制剂，以减少术后粘连的发生。如有直肠子宫陷凹封闭，应先行粘连分离。

在安全的前提下尽可能切除病灶，开放直肠子宫陷凹。宫腔镜可直视宫腔形态，完整去除内膜病变，且避免损伤周围正常内膜组织。

七、术中评估

1. 美国生殖医学学会（American Society for Reproductive Medicine，ASRM）分期

主要根据腹膜、卵巢病变的大小及深浅，卵巢、输卵管粘连的范围及程度，以及直肠子宫陷凹封闭的程度进行评分。ASRM 分期可分为 4 期，Ⅰ 期（微小病变）：1～5 分；Ⅱ 期（轻度）：6～15 分；Ⅲ 期（中度）：16～40 分；Ⅳ 期（重度）：>40 分。

2. 内异症生育指数评分

内异症生育指数（endometriosis fertility index，EFI）综合了内异症严重程

度、病史因素和输卵管功能，可有效评估内异症患者的生育能力，评分越高，妊娠概率越高。

八、术后随访及助孕治疗

（一）术后助孕治疗

根据术中情况以确定内异症的诊断、分型、分期并行生育力的全面评估，计算 EFI 评分。根据 EFI 评分预测不孕女性的生育结局，于术后积极制定个体化助孕方案，可以高效提高妊娠率。建议所有的子宫内膜异位囊肿不孕患者术后需门诊复诊评估，必要时行医学辅助生殖。

① 对于 EFI 评分≥5 分，ARSM 分期 Ⅰ/Ⅱ 期子宫内膜异位囊肿患者推荐行促排卵联合 IUI 助孕治疗，妊娠率明显高于期待治疗或单独行 IUI 助孕，6 个月未孕建议行 IVF-ET；ARSM 分期 Ⅲ/Ⅳ 期子宫内膜异位囊肿不孕患者输卵管通畅情况下，可行促排卵联合 IUI 助孕治疗 3～4 个周期，未妊娠则行 IVF-ET 或直接行 IVF-ET 治疗。

② 对于 EFI 评分≤4 分者，建议直接行 IVF-ET。

③ 准备行 IVT-ET 助孕的子宫内膜异位囊肿不孕患者，GnRH-a 治疗并不能提高活产率，不推荐常规治疗。

④ 术中探查发现 DIE，建议直接行 IVF-ET 治疗。

（二）术后随访预防复发

① 子宫内膜异位囊肿患者的手术方式建议采用子宫内膜囊肿切除术，复发率较囊肿引流或电凝术低，需考虑到患者术后卵巢储备功能降低的问题。

② 子宫内膜异位囊肿患者术后暂时无生育要求，可采用口服 COC 或孕激素来预防子宫内膜异位囊肿的复发，缓解内异症相关症状。

（李艳辉）

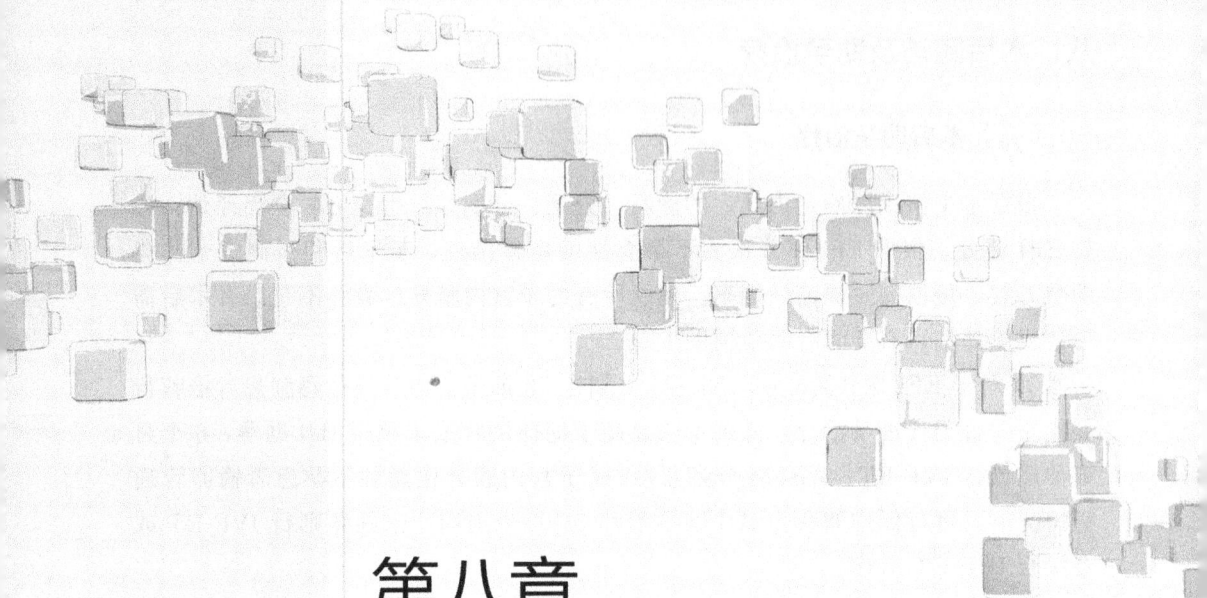

第八章

人工授精临床操作规范

第一节 夫精人工授精

一、概述

夫精人工授精（Artificial Insemination of Husband，AIH）是一种常见的辅助生殖技术，旨在帮助因各种生育障碍的夫妻通过将处理过的男方精液或精子注入女性生殖道内，以增加精子与卵子相遇并受精的机会，最终实现妊娠。该技术通过人工授精的方式，绕过了自然受孕过程中可能遇到的一些障碍，从而帮助夫妻解决不孕问题。

根据授精的部位不同，夫精人工授精可分为三种类型：阴道内授精、宫颈管内授精和宫腔内授精。其中，宫腔内授精（IUI）是最常用的一种方式，其通过将精子直接注入女性子宫腔内，最大限度地提高了精子与卵子相遇的机会，适用于多数不孕症患者。

进行夫精人工授精的前提条件包括：女性能够排卵或通过排卵诱导获得排卵，同时需要通过子宫输卵管造影或腹腔镜检查确认至少一侧输卵管通畅。此外，男方精液中需具备足够数量和质量的精子，确保有足够的活动精子 $[(5\sim10)\times10^6$ 个以上] 能够成功到达卵子进行受精。

夫精人工授精的适应证主要包括男性因素（如精子数量少、活动度差等）、女性轻度不孕（如宫颈因素或轻度输卵管问题）以及不明原因不孕等情况。对于这些患者，AIH 能够提供一个简单且有效的治疗选择。尽管夫精人工授精的怀孕率相对较低，但其操作简便、成本较低、身体负担较小，适合一些不愿意或不适合进行更复杂治疗的患者。

本章将详细探讨夫精人工授精的技术原理、临床应用、适应证及其局限性，为相关患者和医务人员提供参考。

二、 AIH 的适应证

① 男性因少精、弱精、精液液化异常、性功能障碍、生殖器畸形等不育；

② 子宫颈因素的不育；

③ 生殖道畸形及心理因素导致不能性交等不育；

④ 免疫性不育；

⑤ 不明原因性不育。

三、 AIH 的禁忌证

① 一方或双方患有生殖泌尿系统感染或性传播疾病且未治愈。
② 一方或双方接触过致畸剂量的射线、毒品或药物，且尚处于影响期；
③ 一方或双方具有吸毒等严重不良嗜好；
④ 一方或双方患有生殖泌尿系统感染或性传播疾病且未治愈。

四、 AIH 术前检查及评估

1. 女方术前检查及评估

（1）病史评估　不孕史及既往治疗情况；女方月经史、生育史、避孕史、既往内外科疾病及手术史、药物敏感史、家族史、职业及环境暴露史，以及烟酒或成瘾药物的不良嗜好等。

（2）体格检查　身高、体重、血压、脉搏、甲状腺与乳腺查体、雄激素过高体征、妇科检查。

（3）辅助检查

① 常规检查项目：包括血常规、尿常规、肝功能、肾功能、空腹血糖、血脂、肝炎病毒、梅毒、HIV、血型、TORCH、宫颈细胞学检查、心电图、胸部X线。如有复发性流产、死胎、死产及可疑遗传病患儿分娩史等还应进行染色体等检查。

② 生殖系统的检查：包括基础女性激素测定、血清抗苗勒管激素（AMH）测定、超声窦卵泡计数（AFC）与排卵监测等。女性生殖系统彩超声多普勒检查、子宫输卵管造影检查、必要时宫腔镜及腹腔镜检查。

2. 男方术前检查及评估

（1）病史评估　男方的性发育史（包括睾丸下降情况和青春期发育情况）、性生活史、既往疾病及外科手术史、腮腺炎性睾丸炎、性传播疾病及泌尿生殖道感染史，以及药物和环境暴露史。

（2）体格检查　身高、体重、血压、脉搏、外生殖器检查。

（3）辅助检查　精液分析：按 WHO 发布的《人类精液检查与处理实验室手册》实施。常规检查项目包括血型、肝炎病毒、梅毒、HIV 等。

五、病历档案及知情同意

① 复印并存档夫妇双方的身份证、结婚证；

② 告知治疗程序、成功率、并发症等，签署书面知情同意书；

③ 建立并登记电子病历系统。

六、夫精人工授精受精术前健康教育

① 保持合理的营养和适量的运动；

② 补充叶酸；

③ 避免接触有毒有害物质，减少与宠物的密切接触；

④ 养成良好的生活习惯和生活方式；

⑤ 避免高强度的劳动、高噪声环境和家庭暴力；

⑥ 维护心理健康，减轻精神压力，预防孕期及产后心理问题的发生。

七、排卵监测及诱导排操作规范

1. 监测排卵

（1）自然周期排卵监测　适用人群：排卵正常女性。

（2）卵泡监测实施规范　在月经周期的第8~12天进行初次阴道B超检查，监测卵泡发育和内膜厚度。此后，根据卵泡平均每天生长1~3mm的速度，预估至卵泡直径约为14mm时再进行一次B超检查。主导卵泡直径超过14mm时，进行每日或隔日监测，同时监测尿促黄体生成素（LH）或血LH及雌激素（E2），直至排卵。

2. 促排卵周期人工授精

适用人群：各种原因导致的排卵功能障碍及不明原因不孕妇女。常用促排卵药物、方案及监测方法如下：

（1）克罗米芬（Clomiphene Citrate，CC）　适用于下丘脑-垂体-卵巢轴反馈机制健全，体内有一定雌激素水平者。用法：月经周期第2~5天开始给予CC 50~150mg/d，连续5天。小剂量开始，若前一周期使用CC无卵泡发育者，可在下周期加大CC用量。月经周期第10~12天开始B超监测卵泡发育和内膜厚度。当主导卵泡＞18mm，给予人绒毛膜促性腺激素（hCG）5000~10000IU，肌内注射，诱导排卵。此后每 12～24 小时监测 B 超一次，直至排卵。

（2）来曲唑（Letrozole，LE）　属于芳香化酶抑制剂，可抑制雄激素向雌激素的转化，低水平雌激素降低了对下丘脑和垂体的负反馈作用，导致垂体分泌促性腺激素增加，从而刺激卵泡发育。适应症和用法同 CC，剂量一般为 2.5～7.5mg/d，诱发排卵及黄体支持方案同 CC。

（3）促性腺激素（Gonadotropin，Gn）　适用于使用口服促排药物诱导卵泡生长失败或低促性腺激素性腺功能低下的女性。用法为在月经周期的第 2～5 天开始，剂量为 37.5～150IU/天。用药 5～7 天后开始进行 B 超监测卵泡发育，并根据卵巢反应调整剂量。当最大卵泡直径小于 10mm 时，每 3～4 天监测 1 次；当最大卵泡直径在 10～14mm 时，每 2～3 天监测 1 次；当最大卵泡直径超过 14mm 时，每日或隔日监测 1 次，并同时测定血液或尿液中的 LH。Gn 的增减原则如下：若双侧卵巢仅见 1～2 个发育卵泡，应维持 Gn 用量直至卵泡发育超过 18mm，然后停用 Gn；若双侧卵巢发育卵泡超过 3 个且卵泡直径超过 12mm，则应停用 Gn 或将用量减半。待 1～2 个卵泡发育超过 18mm 时，应用 HCG 5000～10000IU。如有 3 个或以上卵泡直径大于 14mm，则应停止本周期并告知患者严格避孕，以防多胎妊娠。

（4）克罗米芬＋促性腺激素（CC＋Gn）　用法：克罗米芬用法同（1），停药后阴道 B 超监测卵泡生长，若无明显优势卵泡或优势卵泡生长缓慢时，可予以 Gn75～150IU，每日或隔日使用，监测方法及 hCG 注射时机同上。亦可于服 CC 期间，加用 Gn 75～150IU，每日或隔日使用，监测方法及 hCG 注射时机同（3）。

（5）来曲唑＋促性腺激素（LE＋Gn）　用法及 B 超监测同克罗米芬＋促性腺激素（CC＋Gn）。需要注意的是促排周期人工授精较自然周期在妊娠结局方面有优势，但有多胎及卵巢过度刺激综合征（OHSS）风险。促排方案推荐 LE 或 LE 联合 HMG。研究显示，与 CC 相比，应用 LE 促排卵可降低多胎和 OHSS 发生率。促排过程中子宫内膜厚度与妊娠结局无绝对相关性，不应因为子宫内膜厚度不够而取消人工授精周期。

八、人工授精时机

在排卵前 48 小时至排卵后 12 小时进行人工授精均可。

采用 B 超监测卵泡，待主导卵泡直径＞14mm 时，每日或隔日监测 1 次，并同时监测尿 LH 或者血 LH 及 E2。当出现尿 LH 峰或血 LH 上升大于 20IU/L 或较基础 LH 升高 3 倍以上者，可于 24～36h 后进行人授手术。次日 B 超证实是否排卵。

若无尿 LH 峰或血 LH 未达到基础值 3 倍以上者，卵泡直径＞18mm 时，给予 hCG 5000～10000IU 注射，24～36 小时后行人授手术；次日 B 超证实是否排卵。亦可于 B 超确认排卵后 12 小时内行人授手术。

九、人工授精技术操作流程

1. 宫腔内人工授精

核对患者双方信息后，患者取膀胱截石位，用生理盐水清洗外阴和阴道，常规铺巾，使用窥阴器暴露宫颈，并拭净宫颈分泌物。人工授精管吸取 0.2～0.5mL 精子悬液后，自宫颈口缓慢进入宫腔，达到宫颈内口上方 2～3cm 处，缓慢注入精子悬液。术后抬高臀部，卧床休息 30 分钟。

2. 宫颈内人工授精

核对患者信息后，术前排空膀胱，患者取膀胱截石位。用生理盐水清洗外阴和阴道，常规铺巾，暴露宫颈并拭净宫颈分泌物。将注射器连接到人工授精管，吸取 0.2～0.3mL 精液或液化后的精液，注入宫颈管内，以形成精液池。剩余精液则注入阴道后穹隆部。术后抬高臀部，卧床休息 30 分钟。

3. 阴道内人工授精

核对患者信息后，术前排空膀胱，患者取膀胱截石位。丈夫采用手淫法取精，室温下等待精液液化。用注射器连接人工授精管，抽吸液化后的精液，注入阴道后穹隆部。术后抬高臀部，卧床休息 30 分钟。

十、夫精人工授精术后管理

1. 确定排卵及黄体支持

在人工授精（AIH）前及 AIH 后 0～1 天进行超声检查以确定排卵。推荐使用口服微粒化黄体酮胶囊 200mg/天或地屈孕酮 20mg/天，以提供黄体支持，直至确认妊娠。如果确认妊娠，可继续黄体支持至妊娠 8～10 周。循证医学证据表明，黄体酮类药物有助于促性腺素诱导排卵的患者，而对使用 CC 或 CC 加促性腺素诱导排卵的患者则没有显著好处。

2. 妊娠评估

在 AIH 后 12～16 天，尿妊娠试验或血 hCG 测定判断妊娠。AIH 后 28～35 天超声确定临床妊娠。如双胎妊娠，应该超声进行双胎膜性诊断。警惕宫外孕等并发症，定期随访。

十一、夫精人工授精的注意事项

① 在实施人工授精（AIH）3～6 次后，应审视患者的年龄、卵巢功能、精液分析以及每次治疗的总结，适时转为 IVF/ICSI-ET 或考虑宫腔镜、腹腔镜等生殖外科治疗，以防延误治疗时机。

② 在内诊和超声检查中确认宫颈管和宫腔的方向，以减少人工授精管对宫颈管内膜和宫腔内膜的刺激，从而降低出血和继发感染的风险。无菌操作应始终贯穿整个过程。插管时应轻柔，控制注入速度，尽量将注入量限制在 0.6mL 以内。未经洗涤的精液严禁注入宫腔，以减少对人工授精管的刺激、子宫的收缩及腹膜的刺激所带来的疼痛。

③ 选择个体化的用药方案，在雌激素水平过高或成熟卵泡超过 3 个时，应放弃人工授精，以避免卵巢过度刺激综合征（OHSS）及多胎妊娠的发生。在精液采集、处理及人工授精过程中，均需核对患者及其配偶的身份。

④ 在精液采集、处理及人工授精过程中均要求核对患者夫妇身份。

十二、夫精人工授精的并发症及处理

自然周期的夫精人工授精的并发症较少，用药促排卵周期的并发症主要有以下几种：

① 卵巢过度刺激综合征（OHSS）和多胎妊娠的处理见体外受精-胚胎移植章节。

② 异位妊娠　多数是因为接受人工授精的患者存在输卵管通而欠畅、子宫内膜异位、内分泌环境异常等因素所致，而非人工授精操作所引起。

③ 盆腔感染　盆腔感染较少见。据 Youleh 报道，800 例 IUI 中只有 1 例发生输卵管炎。精液处理是预防此并发症的重要环节。有报道 Percoll 法与上游法可有效减少精液中的细菌，培养液中加入青霉素和链霉素对预防感染亦可有效。另外，为了预防因人工授精而导致的感染，医务人员进行人工授精时还应注意以下几点：患者生殖道感染的急性期不可行人工授精；在操作中应尽量避免将阴道宫颈分泌物带入宫腔；尽量减少插管次数，IUI 导管不可过硬，避免损伤患者的阴道及子宫。

（李艳辉）

第二节　供精人工授精

一、定义

供精人工授精（Artificial Insemination by Donor，AID）是一种常见的辅助生殖技术，旨在通过将经过筛选和处理的供体精液直接注入女性生殖道，以增加精子与卵子相遇并成功受精的机会。在世界范围内该技术可用于因男性不育或其他原因无法使用男性精子进行自然受孕的女性。

供精人工授精作为人工授精的一种形式，与夫精人工授精（AIH）相比，主要区别在于使用的是经过匿名或知情同意的供体精液。供精者通常是健康的男性，经过严格的健康检查和筛查，以确保其精子质量和无传染性疾病。供精精液一般通过精液库提供，经过精液处理和筛查后，选择合适的精子进行授精。这些精子需要经过特殊处理，以确保在授精过程中能够最大限度地保持其活性和受精能力。

供精人工授精的适应证广泛，包括男性不育症（如无精症、死精症等）、男性遗传性疾病的避免等情况。尤其对于那些男性不育无法提供有效精子的夫妻或女性群体，供精人工授精提供了一个有效的生育选择。此外，这项技术也适用于有遗传病风险的夫妇，通过选择合适的供精者避免遗传性疾病的传递。

供精人工授精的程序与夫精人工授精（AIH）类似，主要分为精液的采集、处理、筛选、保存、授精等环节。在授精时，精子通过阴道、宫颈管或宫腔注入女性体内，借此提高受孕机会。对于选择宫腔内授精（IUI）的患者，这种方法能够大大提高精子与卵子相遇的概率，从而增加妊娠的可能性。

尽管供精人工授精是一项相对简单、低成本的治疗方法，但其成功率受多种因素影响，包括女性的年龄、卵巢储备、精子的质量和女性的子宫环境等。随着技术的不断发展，精子处理技术和选择性筛选技术的进步，使得供精人工授精的成功率逐渐提高，尤其在临床应用中获得了越来越广泛的认可。

本章将详细介绍供精人工授精的基本原理、适应证、临床操作流程、技术要求及其局限性，为相关患者和医务人员提供全面的了解和指导。

二、　AID 的适应证

① 不可逆的无精子症、严重的少精子症、弱精子症和畸形精子症。

② 输精管复通失败。

③ 射精障碍。

④ 男方和/或家族有不宜生育的严重遗传性疾病。

⑤ 母儿血型不合不能得到存活新生儿。

适应证①～③中，除不可逆的无精子症外，其他需行 AID 的患者，医务人员必须向其交代清楚，通过卵胞质内单精子注射（intracytoplasmic sperm injection，ICSI）也可能使其获得自己血亲关系的后代，如果患者本人仍坚持放弃通过 ICSI 助孕的权益，则必须与其签署知情同意书后，方可采用 AID 技术助孕。

按国家法规，目前 AID 精子来源一律由国家卫生健康委员会认定的人类精子库提供和管理。

三、禁忌证

① 一方或双方患有生殖泌尿系统感染或性传播疾病且未治愈。

② 一方或双方接触过致畸剂量的射线、毒品或药物，且尚处于影响期。

③ 一方或双方具有吸毒等严重不良嗜好。

④ 一方或双方患有生殖泌尿系统感染或性传播疾病且未治愈。

四、术前检查及评估

① 女方检查及评估　同夫精人工授精。

② 男方检查及评估　血型和精液检查。

五、人工授精的操作规范

1. 宫腔内人工授精

取膀胱截石位，用生理盐水清洗外阴、阴道，常规铺巾，暴露宫颈，拭净宫颈分泌物。核对患者信息后，将人工授精管自宫颈口缓慢进入宫腔，达宫颈内口上方 2～3cm 处缓慢注入处理好的精子悬液。

2. 宫颈内人工授精

主要适用于宫腔内人工授精困难者。精液解冻液化后无需处理。术前排空膀胱，取膀胱截石位。用生理盐水清洗外阴、阴道，常规铺巾，暴露宫颈，拭净宫颈分泌物，取注射器连接人工授精管，将 0.3～0.5mL 液化后的精液注入宫颈管内，形成精液池。剩余精液注入阴道后穹窿部。术后抬高臀部卧床休息30分钟。

3. 阴道内人工授精

主要适用于女方生育无障碍但性交困难的情况。术前应排空膀胱，患者取膀胱截石位。解冻的精液在室温下等待液化。使用注射器连接人工授精管，抽吸液化后的精液，注入阴道后穹窿部。术后抬高臀部，卧床休息30分钟。目前，授精方式以宫腔内人工授精为主，而前两者的应用最为广泛。研究表明，授精部位可能是影响供精人工授精（AID）妊娠率的关键因素之一，采用宫腔内人工授精可能会提高 AID 的妊娠率。

六、操作程序

同夫精人工授精临床操作规范。

（李艳辉）

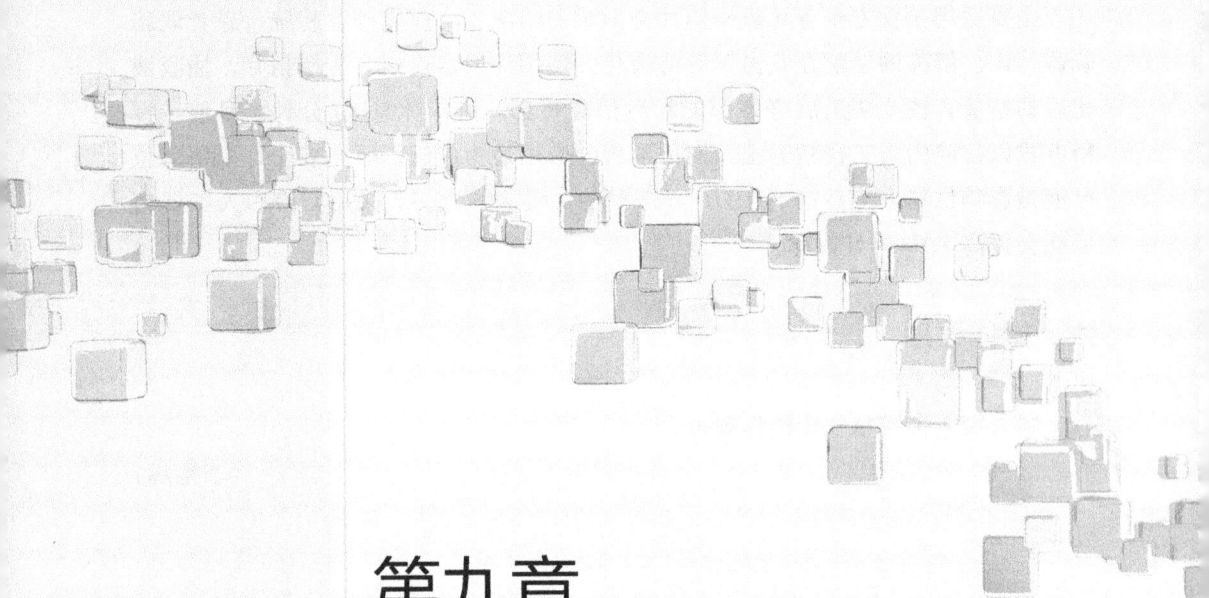

第九章

体外受精-胚胎移植及其衍生技术临床操作规范

第一节　控制性卵巢刺激

一、定义

控制性卵巢刺激（Controlled Ovarian Stimulation，COS）是指通过使用促排卵药物对卵巢进行刺激，促进多个卵泡的发育和成熟，从而诱导超生理状态，以提高妊娠成功率。

二、适应证

具有实施 IVF/ICSI-ET 及其衍生技术指征并排除禁忌证的患者。

三、禁忌证

以下为控制性卵巢刺激（COS）的禁忌证：

① 由于卵巢因素引起的无排卵，如卵巢衰竭或卵巢抵抗综合征等；

② 严重精神疾病、泌尿生殖系统急性感染期或性传播疾病的活动期；

③ 有吸毒、严重不良嗜好，或接触致畸量射线、毒物、药物并处于其作用期；

④ 卵巢肿瘤患者；

⑤ 子宫无法承载妊娠功能，或存在严重的躯体疾病，不能承受妊娠；

⑥ 原因不明的子宫出血；

⑦ 雌激素依赖性恶性肿瘤（如乳腺癌、子宫内膜癌等），或上述恶性肿瘤治愈后的患者；

⑧ 对 COS 药物存在过敏反应或耐受性差者。

四、治疗前准备

（1）常规准备　夫妇双方需进行系统的不孕症检查和常规体格检查，并排除禁忌证。

（2）签署知情同意书　充分告知夫妇双方的权利和义务，并签署相关知情同意书。

五、操作程序

（一）卵巢反应性预测

根据年龄、体重、体重指数（BMI）、既往控制性卵巢刺激（COS）反应以及卵巢储备情况（如 AMH、AFC、基础 FSH、基础 LH、基础雌二醇等），可以预测卵巢的反应性，并据此制定个性化的促排卵方案。卵巢反应性通常分为正常反应、高反应和低反应三类。

1. 低反应

根据 2011 年博洛尼亚卵巢低反应共识，低反应的诊断标准为满足以下任意两条：

（1）高龄（≥40 岁）或具有卵巢低反应的其他危险因素。

（2）之前的促排卵周期中，卵巢反应不足（常规刺激方案中获卵数≤3 个）。

（3）卵巢储备下降（AFC 为 5～7 个或 AMH 为 0.5～1.1ng/mL）。

此外，如果不是高龄或卵巢储备功能异常，在连续两个周期中，最大化卵巢刺激仍然出现卵巢低反应，也可诊断为卵巢低反应。

2. 高反应

卵巢高反应是指在 COS 中，卵巢对外源性促性腺激素（Gn）反应过度，通常表现为大量卵泡的募集和发育，以及雌激素水平的快速上升。常见于年龄<35岁、既往周期有多卵泡发育或取卵数较多的患者，或者曾有卵巢过度刺激综合征（OHSS）发生史。月经周期较长的稀发排卵者，或卵巢储备指标异常（如 AFC 16～20 个、AMH 3.5～4.5ng/mL）等，也常见卵巢高反应。尽管目前对卵巢高反应没有统一的诊断标准，但一般以下指标作为判断依据：

① COS 周期中取卵数目>15 个。

② 因卵泡数量过多而取消周期。

③ COS 后发生中/重度 OHSS。

④ COS 过程中，直径 12～14mm 的卵泡数>20 个，E2>5000ng/L 等。

3. 正常反应

正常反应指卵巢反应处于低反应和高反应之间的状态，通常表现为卵巢储备指标在正常范围内（1～1.4μg/L＜AMH＜3.5～4.0μg/L，AFC 为 7～16 个，基础 FSH＜10IU/L）。这类患者通常既往没有卵巢低反应或高反应的历史。

通过综合评估这些因素，医生可以合理预测患者的卵巢反应性，并据此制定个性化的促排卵治疗方案，以提高治疗的成功率。

（二）常用促排卵相关药物

1. 克罗米芬（CC）

克罗米芬（CC）是一种抗雌激素类药物，主要通过其抗雌激素作用发挥效果。CC通过竞争性结合下丘脑的雌激素受体，阻断雌激素的负反馈机制，从而促进FSH和LH的分泌，刺激卵泡的生长。此外，CC还可以直接作用于卵巢，增加颗粒细胞对垂体促性腺激素（Gn）的敏感性，并提高芳香化酶的活性，进一步促进卵泡发育和成熟。

2. 来曲唑（LE）

芳香化酶抑制剂类药物通过两个主要机制发挥促排卵作用。首先，它们限制雄激素向雌激素转化，导致体内雌激素水平相对不足，从而削弱雌激素对下丘脑-垂体的负反馈作用，促进垂体分泌更多的促性腺激素（Gn），进而刺激卵泡的发育；其次，雄激素在卵泡内的积聚可增强FSH受体的表达，进一步促进卵泡的成熟。雄激素的积聚还可促进胰岛素样生长因子-Ⅰ（IGF-Ⅰ）及其他自分泌和旁分泌因子的表达，进而通过IGF-Ⅰ系统在外周提高卵巢对Gn的反应性。

3. 促性腺激素（Gn）

促性腺激素可分为尿源性和基因重组类两类。尿源性激素包括人绝经促性腺激素（hMG）、尿源性人卵泡刺激素（uFSH）和人绒毛膜促性腺激素（uhCG）。基因重组激素则包括基因重组FSH（rFSH）、基因重组促黄体生成素（rLH）和基因重组hCG（rhCG）。其中，FSH有助于增加卵泡数量并促进卵泡的成熟；LH主要用于补充LH的不足，或用于刺激排卵，特别适用于低Gn水平、卵巢反应迟缓以及年龄较大的患者；hCG则具有诱发排卵和支持黄体功能的作用。

4. 促性腺激素释放激素激动剂（GnRH agonist，GnRH-a）

GnRH-a（促性腺激素释放激素激动剂）有长效和短效两种剂型。GnRH-a与GnRH受体具有高度亲和力，使用后产生两阶段效应。

① 激发（flare up）效应阶段：首次使用后，GnRH-a与GnRH受体结合，形成具有生物活性的激素受体复合物，刺激垂体分泌大量Gn，导致Gn水平急剧升高。该效应发生在给药后12小时内，表现为血清FSH浓度上升5倍、LH上升10倍、E2（雌二醇）上升4倍。

② 降调节（down regulation）效应阶段：激发效应过后，若继续使用Gn-

RH-a 或使用长效制剂，垂体细胞表面可结合的 GnRH 受体会逐渐下调，垂体对 GnRH-a 的刺激不再敏感，内源性 FSH 和 LH 的分泌被抑制，雌激素降至绝经期水平。通常在用药 7~14 天后实现药物性垂体-卵巢去势，抑制早期内源性 LH 峰的发生。停药后，垂体功能会逐渐恢复，正常月经周期的女性停药后卵巢功能恢复大约需要 6 周。

5. 促性腺激素释放激素拮抗剂（GnRH antagonist，GnRH-ant）

GnRH-ant 与垂体 GnRH 受体竞争性结合，直接抑制垂体 Gn 释放，达到抑制早发内源性 LH 峰目的。用药后起效快，约 1 小时达峰值浓度，作用时间短并可逆转，停药后垂体功能迅速恢复，垂体抑制程度呈剂量依赖关系。

（三）常用促排卵方案

1. GnRH-a 长方案

GnRH-a 长方案是控制性卵巢刺激（COS）中常用的方案，适用于卵巢储备和卵巢反应性预测正常的 IVF 助孕女性。该方案通常在月经周期的第 2~4 天或前一周期黄体期中期开始使用长效或短效 GnRH-a，持续 14~35 天，直到达到降调标准（LH<5 IU/L，E2<50ng/L，内膜厚度<5mm，无卵巢功能性囊肿）。此后，开始使用 Gn 进行促排卵。短效 GnRH-a 通常使用至 hCG 注射日。垂体抑制程度与 GnRH-a 剂量相关，因此需要根据具体情况调整用量。对于年轻、卵巢储备正常及卵巢反应性预测正常的预后良好的患者，通常采用以下方案：

（1）短效曲普瑞林　从前一周期黄体中期开始使用 0.1mg/d 皮下注射，持续 14~21 天，直至达到降调标准后开始使用 Gn 促排卵，同时将剂量减少至 0.05mg/d 皮下注射，持续至 HCG 注射日。

（2）长效曲普瑞林或亮丙瑞林　月经周期第 2~4 天肌内注射 3.75mg，注射一次，28~35 天后达到降调标准，再开始 Gn 促排卵。Gn 启动剂量通常为 100~300IU/d，根据卵巢反应和激素水平进行调整。

2. GnRH-a 短方案

GnRH-a 短方案利用 GnRH-a 的激发效应，协同外源性 Gn 促进卵泡的募集，并有效抑制早发 LH 峰。该方案常用于卵巢储备功能下降、卵巢反应性较差的 IVF 助孕女性。治疗方法为：在周期第 2 天开始使用短效 GnRH-a，持续至 hCG 注射日；在周期第 3 天启动 Gn 促排卵，剂量为 150~300IU/d。

3. GnRH-a 超长方案

GnRH-a 超长方案主要用于一些特殊情况，如子宫内膜异位症、子宫腺肌症、PCOS 等的预治疗。该方法的治疗方案为：在周期第 2～4 天注射长效 GnRH-a，每 4 周注射 1 次，共 2～3 次，剂量根据情况酌情减少；根据降调效果适时启动 Gn 促排卵。需要注意的是，GnRH-a 超长方案可能导致垂体抑制过度，导致卵巢反应不良，增加周期取消的风险。此外，Gn 用量和治疗时间可能需要延长，因此在使用时需要慎重权衡利弊。

4. 拮抗剂（GnRH-ant）方案

GnRH 拮抗剂方案具有不激发效应、不产生卵巢囊肿，并保留垂体反应性，在 PCOS 和高反应患者中，GnRH-a 扳机能够显著降低卵巢过度刺激综合征（OHSS）的发生率。GnRH-ant 的用药方案包括固定给药方案和灵活给药方案。

（1）固定给药方案　在使用 Gn 促排卵的第 5～6 天开始使用 GnRH-ant（如思则凯或欧加丽，0.25mg/d 皮下注射），并持续至 hCG 注射日。

（2）灵活给药方案　根据优势卵泡的大小、LH 水平和 E2 水平适时添加 GnRH-ant。当前并无统一标准，一般当主导卵泡直径达到 12～14mm，或 LH≥10IU/L，E2≥150～600pg/mL 时，开始使用 GnRH-ant。

5. 微刺激（温和刺激）方案

微刺激方案用于减少卵巢刺激，以降低高反应风险。治疗方案为：在周期第 2～5 天使用 CC（50～100mg，连续 5 天）或来曲唑（2.5～5mg，连续 5 天）。如果主导卵泡直径小于 14mm，可加用 Gn（一般不超过 150IU/d）。此外，可适时使用 GnRH-ant 预防早发内源性 LH 峰。在卵泡成熟时使用 GnRH-a 或 hCG 作为扳机，酌情使用非甾体类消炎药（NSAID）预防卵泡提前破裂。

6. 自然周期方案

自然周期方案适用于不使用刺激药物的治疗方法。根据月经周期的长度，适时开始卵泡监测，并监测血清 LH、E2、P 水平的变化，以决定是否注射 GnRH-a 或 hCG 扳机并确定取卵时机。具体方案为：

（1）当卵泡直径≥18mm、E2≥300pg/mL、LH＜10mIU/mL、P＜1.0ng/mL 时，可给予扳机注射，32～34 小时后取卵；

（2）当 LH＞10mIU/mL、P＜1.0ng/mL 时，扳机后 20～32 小时取卵；

（3）当 LH＞10mIU/mL、P＞1.0ng/mL 时，当日取卵。同时可使用非甾体类消炎药（NSAID）预防卵泡提前破裂。

7. 黄体期促排卵

对于排卵后 1～3 天内卵巢内存在小于 8mm 卵泡的患者，可考虑尝试黄体期促排卵。治疗方案为：使用 Gn 和来曲唑（2.5mg/d）进行刺激，当主导卵泡达到 12mm 时停用来曲唑;若排卵后 12 天目标卵泡直径未达 14mm,需使用孕激素预防早发内源性 LH 峰;使用 GnRH-a 或 hCG 扳机,32~36 小时后取卵,并进行冷冻胚胎再解冻移植。微刺激、自然周期或黄体期促排卵方案多用于因病不能进行卵巢刺激;常规超促排卵方案卵巢低反应;反复胚胎质量差;卵巢功能减退或 OHSS 高危者。

目前,各种促排卵方案适用人群很难完全界定,每种方案都有其自身的特点,方案的选择需依据患者的评估及需求,医生对各种方案的经验以及方案的特点做出决定。

(四)卵泡发育监测

COS 监测是体外受精（IVF）治疗中的关键环节,其主要目标包括:预测卵巢反应、监测垂体降调效果、评估促排卵药物剂量的合理性、预防卵巢过度刺激综合征（OHSS）及确定诱导排卵时机等。COS 监测方法主要包括阴道超声检查和血清激素水平检测。具体的监测方法如下:

1. COS 前监测

在周期开始时进行,主要用于预测卵巢反应并制定个体化的促排卵方案。通过阴道 B 超检查,评估盆腔有无异常,计数窦卵泡数量（AFC,双侧卵巢 2~10mm 直径的卵泡总和）以及测量子宫内膜厚度。血清激素检查常包括 AMH、bFSH 和 bE2 等。这些监测通常在卵泡期初期进行,以评估卵巢储备和反应性。

2. Gn 启动日

对于使用 GnRH-a 降调方案的患者,监测目的是确认是否达到了降调标准,并根据结果确定促排卵药物的启动剂量。对于其他非 GnRH-a 降调方案,如 GnRH-a 短方案或 GnRH-ant 方案,监测内容与"COS 前监测"相似,目的是确认是否达到了 Gn 启动标准以及选择合适的 Gn 启动剂量。一般情况下,对于卵巢反应较强的患者,Gn 启动剂量不应超过 150IU/d;对于卵巢反应较弱的患者,剂量可适当增加至 300IU/d。

3. Gn 促卵泡发育过程中的监测

在 Gn 刺激后的 3~5 天,进行连续 B 超检查,以监测卵泡生长情况。正常情况下,卵泡的生长速度为 1~2mm/d,同时伴随血清 E2 水平逐步上升和子宫内膜增厚。根据卵泡的生长速度及数量,可以调整 Gn 用量,并及时发现 OHSS 的高风险（需要考虑是否采取 Coasting 策略）或卵巢反应迟缓（考虑是否添加 rLH）。

4. 扳机日监测

扳机时机的决定是 IVF 治疗中的关键步骤之一。虽然国内外对最佳扳机时机尚无统一标准，但卵泡的大小和数量是判断的主要依据。血清孕酮和 E2 水平也可以作为参考。一般来说，当 2～3 个主导卵泡直径达到 17～18mm（16～20mm），且次级卵泡直径大多数超过 14mm 时，可决定给予 hCG 诱导排卵，通常在 34～37 小时进行取卵。此外，扳机日前的子宫内膜厚度、血清孕酮水平和 E2 水平以及发育卵泡的数量等因素都可以辅助判断是否需要全胚冷冻。

（五）扳机

常用扳机药物包括 hCG 和 GnRH-a，分别在不同情况下用于诱导排卵和预防卵巢过度刺激综合征（OHSS）。

1. hCG

hCG 可替代内源性 LH 峰的作用，是最常用的扳机药物，适用于大多数促排卵方案。其常规剂量为：rhCG 250μg 皮下注射或 uhCG 5000～10000IU 肌内注射。对于高风险 OHSS 的患者，剂量应酌情减少。

2. GnRH-a

GnRH-a 通过促进垂体释放 LH 和 FSH，诱导内源性 LH 和 FSH 峰，常用于非 GnRH-a 降调周期。其常规剂量为：短效曲普瑞林 0.2mg 皮下注射。与 hCG 扳机相比，GnRH-a 扳机可以得到相似的卵泡数量和成熟卵数，但明显降低了 OHSS 的发生率。然而，GnRH-a 扳机也可能对黄体功能产生不良影响，因此它通常用于一些特殊情况，如需要预防 OHSS 或囊肿形成的 GnRH-ant 方案，或其他非 GnRH-a 降调方案中。

（六）黄体支持

目前黄体支持药物主要包括黄体酮、hCG、雌激素和 GnRH-a。

1. 黄体酮

黄体酮是一种天然孕激素，是目前黄体支持治疗中最常用的药物。其作用机制包括：①促进子宫内膜从增生期向分泌期转化，为受精卵的着床做准备；②降低子宫平滑肌的兴奋性，减少子宫对催产素的敏感性，从而保持子宫肌层静止，减少子宫收缩，保障胚胎和胎儿在子宫内的安全发育；③妊娠后，黄体酮通过促进胎-母界面 CD56＋淋巴细胞分泌孕酮诱导封闭因子（PIBF），促进母胎免疫耐受，防止胚胎被排斥。

常用的黄体支持药物包括黄体酮油剂、黄体酮缓释凝胶、微粒化黄体酮胶囊及地屈孕酮等。给药途径有肌内注射、阴道给药和口服等方式。不同给药途径对黄体酮的吸收和代谢有所不同。

(1) 黄体酮油剂　作为肌内注射剂型，黄体酮油剂具有较快的吸收速度，不经过肝脏首过效应，生物利用度较高。肌内注射后，孕酮浓度迅速升高，通常在6～8小时达到峰值，之后逐渐下降，并能维持48小时，72小时后完全消失。常用剂量为20～100mg/d。

① 优点：疗效确切、价格较为低廉，是人类辅助生殖技术（ART）中传统的黄体支持药物。

② 缺点：不良反应较多，包括过敏反应、每日注射不便、注射部位疼痛和刺激、局部硬结，偶尔发生无菌脓肿或坐骨神经损伤等。局部硬结和无菌脓肿的吸收恢复通常需要较长时间。

(2) 阴道黄体酮　在ART黄体支持中，黄体酮经阴道途径给予是目前唯一可以替代肌内注射黄体酮的制剂。其剂型包括黄体酮缓释凝胶和微粒化黄体酮胶囊。黄体酮经阴道途径给予后，迅速被阴道上皮细胞吸收，并扩散至宫颈和宫体，完成从子宫内膜向肌层的扩散，即"子宫首过效应"。在子宫局部，黄体酮浓度较高，1小时内即开始出现，4～5小时后，黄体酮广泛分布于子宫内膜和肌层，并稳定在一定浓度。阴道黄体酮的血药浓度通常在2～6小时后达到峰值，但其血中孕酮浓度显著低于肌内注射的黄体酮。由于其靶向作用于子宫，阴道给药可减少全身不良反应。

推荐剂量：黄体酮缓释凝胶90mg/d，每日一次；微粒化黄体酮胶囊300～800mg/d，分3或4次给药。

优点：与肌内注射黄体酮相比，阴道黄体酮具有相同的疗效，使用方便且无痛苦，不良反应较少。

(3) 口服黄体酮　口服黄体酮的剂型包括微粒化黄体酮胶囊和地屈孕酮，这两种药物均存在肝脏首过效应。

① 微粒化黄体酮胶囊　口服后，微粒化黄体酮的大部分成分通过肝脏代谢，生物利用度较低，仅约10%的剂量能够产生孕激素活性。与肌内注射黄体酮相比，口服黄体酮血中的孕酮浓度明显较低，且其浓度不稳定，通常在1～3小时后达到血药浓度峰值，并随后逐渐下降。其半衰期约为16～18小时，约72小时后完全消失。推荐剂量为200～300mg/d，可以分1～2次服用，每次口服剂量不超过200mg。由于肝脏代谢产物较多，可能引发较为明显的中枢神经系统副作用，如头晕、嗜睡等，并可能改变泌乳素、GnRH的分泌，甚至影响肝功能。目前研究显示，口服微粒化黄体酮胶囊对子宫内膜发育支持不充分。因此，在

ART（辅助生殖技术）中，口服微粒化黄体酮胶囊不推荐作为常规的黄体支持药物。

② 地屈孕酮　地屈孕酮并非真正的天然孕激素，属于一种逆转黄体酮，其作用主要通过孕酮受体介导，与其他受体的结合较少，因此副作用较小。地屈孕酮口服吸收良好，口服后 0.5～2.5 小时达到血药浓度峰值，3 天后达到稳态，药物在 5～20mg/d 剂量范围内呈线性药动学特征。其生物利用度为 28％，高于微粒化黄体酮胶囊 10～20 倍。有效剂量为 10～20mg/d。地屈孕酮对肝脏的负担较小，主要代谢产物为双氢地屈孕酮（DHD），仍具有孕激素活性。约 63％的地屈孕酮通过尿液排泄，24 小时内 85％排出，72 小时后完全排除。地屈孕酮的半衰期为 5～7 小时，而 DHD 的半衰期为 14～17 小时。口服地屈孕酮不会改变血清孕酮水平。

优点：与阴道黄体酮相比，地屈孕酮使用更为方便，耐受性较好；与口服微粒化黄体酮相比，地屈孕酮低剂量即可产生效果，且生物利用度较高，代谢产物仍具孕激素活性，副作用小，患者依从性较好。然而，目前尚缺乏地屈孕酮在 ART 黄体支持中的有效性循证医学证据。

2. hCG

hCG 是一种由胎盘滋养层细胞分泌的糖蛋白激素，其剂型包括 uhCG 和 rh-CG。两者除了原料来源不同外，分子结构和药代动力学特征完全相同。hCG 在黄体支持中的作用机制可能包括：①持续刺激黄体分泌雌激素和孕激素；②刺激黄体产生与子宫内膜转化、胚胎植入及胚胎发育相关的其他因子。

注射 hCG（肌内注射或皮下注射）后，约 12 小时血药浓度达到峰值，约 120 小时后浓度逐渐下降至稳定的低水平。推荐的黄体支持剂量为 1000～5000IU，每隔 1 天注射 1 次。理论上，hCG 在黄体支持中不仅能刺激黄体持续分泌孕酮，还能促进黄体分泌雌激素，延长黄体寿命，从而改善超促排卵引起的黄体功能不足。其作用机制符合生理需求，且不需每天注射。然而，荟萃分析显示，hCG 在 ART（辅助生殖技术）中的应用在临床妊娠率、继续妊娠率、出生率和流产率等方面与黄体酮无显著差异，甚至在某些情况下明显增加卵巢过度刺激综合征（OHSS）的发生。此外，hCG 可能干扰妊娠试验的结果，因此需要至少停药 5～7 天后才能进行妊娠试验。因此，hCG 不再推荐作为 ART 促排卵周期中黄体支持的常规用药。

3. 雌激素

黄体分泌的雌激素在维持孕酮水平和促进正常子宫内膜分泌转化中起着重要作用。黄体分泌雌激素不足可能导致不孕或早期妊娠流产。在 ART（辅助生殖技术）中，尽管有些患者的雌激素水平正常甚至偏高，继续添加雌激素是否有益仍存在争议。通常推荐在黄体期雌激素不足或缺乏时添加雌激素；而在新鲜周期、自然周期冻融胚胎移植及自然妊娠者中，除非有明确指征，否则不建议添加雌激素。目前，国内常用于生育相关治疗的雌激素类药物主要包括戊酸雌二醇和17β雌二醇，且可通过口服、阴道或经皮给药。

（1）戊酸雌二醇　戊酸雌二醇是天然雌激素17β雌二醇的前体。其口服吸收迅速且完全，在首次经过肝脏代谢过程中分解为雌二醇和戊酸。口服 1mg 戊酸雌二醇后，约 4～9 小时血清中雌二醇浓度达到最高点，约为 15pg/mL，24 小时内血清 E2 浓度下降至约 8pg/mL。多次给药时，血清 E2 水平较单次剂量时高出约 2 倍，平均浓度在 15～30pg/mL 之间。戊酸雌二醇经阴道给药时，不能脱去戊酸，吸收较差，因此不推荐通过阴道给药。

① 优点：口服给药方便，吸收完全，持续给药能保持稳定的血药浓度。

② 缺点：生物利用度较低，主要通过肝脏代谢，肝功能异常患者不推荐使用。此外，雌激素能刺激肝脏合成凝血因子，增强凝血功能，增加静脉血栓的风险，因此对于有血栓高危因素的患者应慎用。

（2）17β雌二醇

17β雌二醇可通过口服、阴道或经皮给药。口服给药时，药物经胃肠道吸收后代谢为雌酮和硫酸雌酮，后者可转化为 E2，与代谢产物共同发挥雌激素作用。口服 1mg 17β雌二醇后，约 4 小时血药浓度达到峰值，24 小时内达到稳态，平均血药浓度为 28ng/L，范围为 20～54ng/L，E1/E2 值为 7.0。经阴道给药时，药物不经过肝脏首过效应，吸收效果良好，同样在 4 小时内达到血药浓度的峰值，24 小时后达到稳态。经皮给药的优点是避免了肝脏首过效应，减少了由此带来的副作用。经皮给药的吸收率约为剂量的 10%，药物通过皮肤进入血液循环，逐渐扩散到全身。

4. GnRH-a

黄体期 GnRH-a 的应用及其潜在机制：在 ART 助孕过程中，黄体期添加 GnRH-a 可能有助于改善着床率及妊娠率，但目前的证据尚不充分。其可能机制包括以下几个方面。①促进胚胎分泌 hCG：GnRH-a 可能促进着床前胚胎分泌 hCG，从而提高胚胎着床的潜能。②改善子宫内膜接受性：GnRH-a 通过选择性抑制蜕膜特异性金属蛋白酶抑制物（TIMPs），改善子宫内膜的接受性。③刺激垂体 LH 释放：在非 GnRH-a 降调周期的黄体期，GnRH-a 可以刺激垂体释放 LH，从而促进雌激素和孕激素的分泌，维持黄体功能。

GnRH-a 黄体支持给药方法主要有两种：

（1）围着床期注射短效 GnRH-a　在受精第 6 天（即围着床期）注射一次短效 GnRH-a。例如，亮丙瑞林 0.5～1mg 皮下注射，或曲普瑞林 0.1～0.2mg 皮下注射。

（2）短效 GnRH-a 黄体期持续给药　在黄体期持续给予短效 GnRH-a 直至采卵术后 14 天。例如，布舍瑞林 300μg 喷鼻，每日两次。

总之，黄体支持在 ART 助孕过程中是不可或缺的环节。黄体酮是黄体支持的主要药物，且通过阴道给药是 ART 中首选的给药途径。ART 黄体支持的最佳开始时间是在取卵日或次日晨，并持续至妊娠的 10～12 周，以便逐步停止黄体支持。

（七）治疗后监测

在卵巢刺激（COS）后，监测的主要目标是观察是否出现严重并发症，特别是卵巢过度刺激综合症（OHSS）。具体内容包括：

1. OHSS 监测

OHSS 是 COS 的主要并发症之一，严重时可危及生命，因此需要密切监测和及时干预。监测内容包括：

（1）高危人群评估　在 COS 前，评估患者是否属于 OHSS 高危人群，并据此选择合适的 COS 方案。

（2）卵泡发育监测　在 COS 过程中，密切观察卵泡发育情况。如果发现卵泡反应过强或处于 OHSS 高危状态，采取相应的预防措施，如减量 Gn 剂量、实施 Coasting 或使用拮抗剂方案配合 hCG 扳机等，以降低 OHSS 的发生风险。

（3）扳机后观察　在促排卵后，密切观察是否发生 OHSS，监测症状如腹痛、腹胀、少尿等，B 超检查卵巢大小及是否有胸腹水征象，检查血生化指标，特别是血液浓缩现象。

2. 其他 COS 并发症监测

血栓、卵巢扭转、多胎妊娠等并发症也需要重点关注。详细处理方法可参考本章并发症及其管理部分。

（八）注意事项

控制性卵巢刺激药物应在专科医师的指导下使用，并进行严格监测，以减少不良反应的发生风险。具体注意事项包括：

（1）卟啉症患者的监测　对于卟啉症患者或有卟啉症家族史的患者，在使用促性腺激素类药物治疗时，应加强监测。如果在治疗过程中卟啉症症状加重或首次出现卟啉症症状，应立即中止治疗。

（2）抗凝剂使用者的注意事项　正在使用抗凝剂的患者，应特别注意避免注射部位出现血肿，确保注射过程的安全。

（3）妊娠期的处理　若在用药期间确认患者妊娠，应立即终止药物治疗，以确保母婴安全。

（九）并发症及处理

常见的 COS 并发症包括卵巢过度刺激综合征（OHSS）、卵巢扭转、血栓形成、多胎妊娠、异位妊娠（宫外孕）等，见第十章辅助生殖技术相关并发症及处理。

（李艳辉）

第二节　超声引导下经阴道穿刺取卵

一、定义

超声引导下经阴道取卵术是经穿刺引导装置将取卵针通过阴道后/侧穹隆达卵巢，通过连续负压吸引装置吸取卵子，并立即在显微镜下将卵子移到含胚胎培养液的培养器皿中，置37℃培养箱中培养。

二、适应症

准备行 IVF/ICSI/PGT 的患者。

① 女方各种因素导致的配子运输障碍；

② 排卵障碍；

③ 子宫内膜异位症；

④ 男方少、弱精子症；

⑤ 不明原因的不孕；

⑥ 免疫性不孕；

⑦ 卵巢储备功能低下；

⑧ 遗传性不孕或由于遗传性疾病需行 PGT 助孕；

⑨ 有医学指征的生育力保存。

三、禁忌症

① 泌尿生殖系统或全身急性感染；

② 突发严重躯体疾病不能耐受手术者；

③ 其他不适宜进行辅助生殖技术助孕的情况。

四、术前准备

（一）仪器、器械

超声一台（配阴道探头）及阴道穿刺架，穿刺针（17～20G），负压吸引器，试管，恒温试管架。

（二）穿刺途径的选择

尽可能选择最短的穿刺途径，进针须避开宫颈、膀胱和肠管等其他脏器及血管，必要时需借助经阴道彩色多普勒超声避开血管。

（三）患者术前准备

当日早晨核实患者身份（指纹审核、身份证、结婚证），向患者说明手术过程，消除恐惧心理，取得患者配合；了解患者全身体格状况及既往病史；术前3天禁房事，注射hCG当天或术前1天用无菌生理盐水彻底冲洗外阴及阴道；术前用无菌生理盐水反复冲洗外阴及阴道至干净后，用无菌棉球擦干。也可先用灭菌液冲洗，再用生理盐水冲洗以降低灭菌液可能的影响。

（四）护士术前准备

手术室准备，手术器械准备，试管、培养皿预热，先调整负压吸引器，将负压调整至所需压力（按照负压吸引器要求），调整B超穿刺模式。

术前30分钟肌注哌替啶100mg或50mg。也可采用静脉麻醉，需由麻醉科医师监测，开放静脉液路，手术过程中行动态心电监护、血氧饱和度监护。

（五）取卵手术时间

在扳机后34～38小时进行，术前测体温和血压。取卵日测体温高于37.5℃，则急查血常规，谈话告知风险。术后调整抗生素用药级别。

五、操作程序

1. 麻醉方式

根据患者意愿、患者全身状态、卵泡数量以及各医院情况，选择不麻醉、药物镇痛或者静脉全身麻醉。麻醉须由麻醉科医生实施，并配备有相应的麻醉设备。

2. 预热试管架

术前30分钟预热试管架至37℃，并将适量试管放置在试管架中保温备用。定期检测试管架温度（可测定试管内液体的温度）并做好质控记录。

3. 术前准备

术前核对患者夫妇身份及原始证件，并做好记录；安排患者丈夫留取精液；术前测体温、心率、血压等生命体征；手术开始前医生、护士、实验室人员、麻醉医生再次核对患者身份。

4. 消毒及清洁

术前排空膀胱，取膀胱截石位，铺无菌单，常规消毒剂擦洗外阴，生理盐水棉球充分擦洗阴道，擦净阴道积水。

5. 穿刺架安装

探头涂抹耦合剂，安装无菌阴道探头套及穿刺架。

6. 超声观察

超声阴道探头经阴道至穹窿，检查双侧卵巢及子宫位置，观察卵泡数量和盆腔积液情况。开启穿刺引导线，移动探头寻找最佳穿刺路径，尽量选择距离最近、中间组织最少，并避开阴道壁、盆腔血管处穿刺进针。必要时彩超下观察穿刺路径血流情况。

7. 连接穿刺装置

根据需要选择16、17或18号取卵穿刺针，连接穿刺针导管、试管和电动负压吸引器，开启负压80～120mmHg，穿刺前抽吸少许培养液测试负压。

8. 穿刺

穿刺针沿引导线进入盆腔，抵达卵巢表面时再加负压吸引，以避免将阴道内消毒剂残液带入培养系统。如卵巢位置较高时，可让助手腹部加压，使卵巢位置下移；穿刺针尽量不通过子宫体或者宫颈，但如确实无法避免时，决定新鲜胚胎移植的患者尽量使穿刺针不通过子宫内膜。从距离最近卵泡开始依次穿刺卵泡。

9. 抽吸

左右旋转并同时小幅度上下移动针头，抽吸卵泡液，随着卵泡塌陷稍微后退针头，确保针头始终位于卵泡中央，以免卵泡壁裹住针头。卵泡完全塌陷后轻柔移动探头观察，确定卵泡液已完全吸出，再依次穿刺下一卵泡。同一路径卵巢穿刺完毕后，将穿刺针退后至接近卵巢表面再选择下一穿刺路径的卵泡进行穿刺，直至所有的大卵泡抽吸完毕。避免穿刺针在卵巢间质内快速暴力移动，以免导致卵巢出血。

10. 捡卵

开始抽吸后助手注意随时观察试管内卵泡液情况，注意不要使卵泡液溢出，及时更换保温试管，将试管内卵泡液立即送入培养室内检查回收卵母细胞。实验室人员及时通报卵母细胞回收情况，如卵泡液量与获卵数明显不符，及时停止手术，寻找原因。

11. 退出穿刺针

再次超声全面检查盆腔及双侧卵巢，观察有无盆腔活动出血及盆腔积液，取出探头。窥器暴露阴道，观察阴道壁穿刺点有无活动性出血，如有出血，给予钳夹或按压止血，必要时使用内用或外用止血药物。

12. 术后观察

术后留院观察1～2小时，注意阴道出血情况及生命体征，以便及早发现出血等并发症；镇痛或静脉麻醉后患者应注意观察意识恢复情况。

13. 术后抗生素

术后酌情使用预防性抗生素。

14. 术后监测

密切注意有否有腹痛、腹胀、阴道出血、发热等症状的出现，注意防治各种并发症。

六、注意事项

① 阴道必须彻底消毒，以免感染或污染培养液；

② 术前排空膀胱和直肠，避免脏器损伤；

③ 穿刺点避开阴道壁血管，注意避免误伤盆腔内血管；

④ 尽量减少穿刺针进入盆腔次数，以免增加感染机会；

⑤ 取卵抽吸过程中注意收集的卵子数与抽吸卵泡数是否一致，相差较大时查找原因并作出处理；

⑥ 如在穿刺过程中吸出异常液体，必要时送病理检查，并更换穿刺针及吸管；

⑦ 术中及术后注意患者的一般生命体征，依据麻醉方式及患者具体情况决定留院观察时间。

七、并发症及处理

（一）出血

取卵操作中，血管损伤导致的出血是最常见的并发症。若穿刺点部位出现少量渗血，通常通过纱布压迫即可止血；如果穿刺过程中刺破阴道壁血管并引起活动性出血，且出血量较多，可通过血管钳进行止血，必要时可行缝合止血处理。对于盆腹腔内出血，少量出血的患者可能表现为腹痛、腹胀、腹部压痛、反跳痛等腹膜刺激征，血常规检查无明显异常，超声检查可见盆腔积液，此类患者可使用止血药物对症治疗，并密切监测生命体征的变化。对于大量出血的患者，可能出现头晕、面色苍白、心率加快、血压逐渐下降、四肢湿冷等症状，血红蛋白水平持续下降，超声可见盆腔、髂窝、脾肾隐窝及肝肾隐窝有明显积液，同时疼痛可能放射至肩部。此时需要及时建立静脉通道，实施抗休克治疗，并根据情况进行急诊手术干预。

（二）膀胱和输尿管损伤

经阴道前穹隆两侧进针时，膀胱和输尿管损伤是常见并发症，患者通常在术后数小时至数天内出现相关症状。

（1）膀胱损伤　表现为腹痛、排尿困难、血尿、膀胱积血等，导尿时可见大量血尿和血块，血常规检查提示血红蛋白水平下降，B超检查可见膀胱积血影像，膀胱镜检查可明确诊断出血部位。治疗上需要住院观察，监测生命体征，留置导尿管进行膀胱冲洗，并进行预防感染及止血治疗。若必要，可通过膀胱镜进行止血处理。

（2）输尿管损伤　患者可能出现发热、腹痛、腰痛等症状，严重时可发展为肾积水。静脉肾盂造影或逆行膀胱造影可见膀腔内血块、输尿管扩张或肾盂积水的表现。此时可进行输尿管镜检查并放置输尿管支架。若损伤较为严重，需请泌尿外科医生进行开腹或腹膜外输尿管修复术。

（三）肠管损伤

肠道损伤在盆腔粘连严重的取卵手术中较为常见，主要涉及直肠和结肠。多数情况下，肠道穿刺损伤较小，能够自然愈合，但较大的撕裂伤则可能导致严重并发症。

1. 肠管损伤表现

手术后患者通常出现持续加重的急腹症症状，包括腹痛、恶心、呕吐，严重者可能伴有发热、休克等症状。体格检查时，可发现腹部典型的腹膜刺激征，如肌紧张、腹痛、反跳痛，甚至出现移动性浊音及肠鸣音亢进等表现。

2. 辅助检查

（1）腹部超声　可见膈下气体、盆腔积液等。

（2）腹部立位平片　可观察到肠管扩张、气体积聚等特征。

3. 治疗策略

（1）轻度症状且生命体征平稳的患者　如果急腹症症状不典型或较轻，可住院观察 24 小时，禁饮禁食，静脉给予营养，并静脉滴注广谱抗生素预防感染。

（2）症状严重且典型的患者　需立即进行手术前准备，包括静脉滴注广谱抗生素预防感染。手术中进行剖腹探查，发现并修补受损的肠管，术后需在盆腔放置引流管 48 小时，并保留胃管 1 周进行观察。

（四）感染

取卵手术后感染常见的原因包括穿刺针通过阴道到达卵巢引发卵巢炎，以及穿刺过程中输卵管积水引起的急性炎症反应。大多数 IVF-ET 患者的生殖系统本身可能存在慢性炎症，取卵等手术操作会增加盆腔感染的风险，且有可能导致炎症急性发作和扩散，严重时可形成盆腔脓肿。

感染的临床表现通常为术后发热、持续性下腹压痛及反跳痛等腹膜刺激症状，阴道分泌物可能出现异味。辅助检查包括血常规、C 反应蛋白和血沉等指标检查，通常提示感染；阴道分泌物的异常及白细胞计数升高也可作为感染的证据。盆腔彩超检查可见盆腔积液或脓肿等征象。

在治疗方面，应根据急性盆腔炎的抗生素使用原则进行经验性用药，必要时根据治疗效果和药敏结果调整用药方案。在急性感染期，应暂停移植周期，将胚胎冷冻保存，待炎症控制后，再进行胚胎移植。

（李艳辉）

第三节　精子获取

一、定义

精子获取的方法包括射精和手术取精，其中射精法包括常规取精（手淫法），手术取精包括附睾取精术、睾丸取精术。通过手术方法采集睾丸或附睾精子，是无精子症患者辅助生殖治疗中的重要步骤。

二、适应症

具有实施 IVF/ICSI-ET 及其衍生技术指征并排除禁忌证的患者。

三、操作程序

1. 常规取精

常规取精通常由取精者自行手淫采集精液样本。在取精过程中，应避免非精液来源的微生物污染（如皮肤上的共栖微生物）。取精者应先排尿，然后使用肥皂清洗双手和阴茎，清洗干净后，用一次性洁净毛巾擦干双手和阴茎，随后将精液射入无菌容器。

留样容器应设计合理，确保阴茎头放入容器时不会触及容器底部，从而避免精液射出容器外或黏附在阴茎头表面。此外，容器应配备盖子，以防运输过程中精液洒漏。精液采集后，取精者应将样本交给实验室人员，并签署留精知情同意书。

实验室接收样本后，将精液从容器转移至无菌试管，并将试管放置在 37℃ 的恒温试管架上，待精液液化。

在处理精液样本时，应准确记录以下信息：取精者姓名、禁欲时间、样本采集的日期和时间、采集方法、样本是否完整、采集过程中是否遇到困难及其具体情况、开始处理样本的时间等。

2. 逆行射精精子的收集

逆行射精是指在性交时，虽然有射精动作、快感和高潮，但精液未能射出，而是逆行进入膀胱。性交后，患者尿液中可检测到精子和果糖等物质。辅助生殖技术已成功应用于治疗由逆行射精引起的男性不育，而治疗的关键在于如何收集逆行射精患者尿液中的精子。

精子的最佳生存环境为中性偏碱性，而正常尿液呈弱酸性。因此，在收集精子之前，需要碱化尿液。具体方法如下：取卵日前禁欲 5～7 天，在女性取卵日前 3 天开始低蛋白饮食，并每日服用小苏打片 1g，4 次/天，以促进尿液碱化。取精当天，嘱患者在精子回收前 1 小时饮用 600mL 水，1 小时后通过手淫射精并立即排尿到无菌留样容器中。实验室人员随后对尿液样本进行上游法或密度梯度离心法等处理，以从中收集精子。

3. 经皮附睾精子抽吸术

经皮附睾穿刺取精术（percutaneous epididymal sperm aspiration，PESA）是以细针经皮肤穿刺附睾头或体部抽取附睾液以获得精子的技术。术中取得的精子常用于单精子注射（ICSI），并可获得较高的受精率，也可以将附睾精子冷冻保存备用。

PESA 的基本步骤为：在同侧精索阻滞麻醉下，利用拇指和食指固定患者的附睾，接着将连接于注射器的 7 号蝶形针经皮肤穿刺附睾头部，同时回抽注射器以保持适当的负压，轻轻前后移动蝶形针的针头，直到抽取到足够量的附睾液。如果送检后未能在附睾液中发现精子，可重复穿刺，穿刺对侧附睾或改为睾丸取精。

PESA 的优点是操作简单，对设备要求较低，创伤小；主要缺点是获得的附睾液体积小，容易受到血液污染，因此存在一定的失败率。

4. 经皮睾丸精子抽吸术

经皮睾丸穿刺取精术（testicular sperm aspiration，TESA）是使用细针经皮肤穿刺睾丸获取精子的技术。其适应证包括：①非梗阻性无精子症；②梗阻性无精子症，附睾内未能找到可利用的精子；③极度少精子症或隐匿精子症，精液中的精子不足或不适合行 ICSI；④ART 中的临时性取精困难。此外，由于睾丸精子的 DNA 损伤程度低于精液和附睾精子，对于反复 IVF/ICSI 失败的患者，如果怀疑与精液或附睾中的精子 DNA 损伤相关，可以考虑采集睾丸精子行 ICSI 治疗。

TESA 的禁忌证包括：①睾丸体积小，质地柔软，估计睾丸中找到精子的可能性很低；②AZF 微缺失检查发现 AZFa 或 AZFb 缺失；③急性生殖系统炎症或慢性生殖系统炎症急性发作；④阴囊皮肤感染未控制者；⑤凝血功能障碍等全身性疾病；⑥严重遗传学异常的患者。

TESA 的基本步骤是：在精索阻滞麻醉下，固定一侧睾丸并绷紧睾丸表面的阴囊皮肤，持细针经皮肤穿刺睾丸，回抽与细针相连的注射器以维持适当的负压，针尖向各个方向反复进退数次，以获得不同部位的睾丸组织，将吸取的睾丸组织送检寻找精子，用于 ICSI 或冷冻保存，一侧未找到精子时，可行对侧睾丸穿刺。

TESA 的优点是操作简单、对设备和技术要求不高，但这种方法获得的睾丸组织通常很少，精子检出率低，睾丸损伤较重。对于梗阻性无精子症或临时性取精困难等睾丸生精功能正常的患者多数可获得满意效果，而对于非梗阻性无精子症或极度少精子症患者，TESA 取精失败的风险较大。

5. 睾丸显微穿刺取精术

睾丸显微穿刺取精术（micro-TESE，microsurgical testicular sperm extraction）是在手术显微镜下挑选直径较粗的曲细精管以寻找精子的方法，是近年来随着显微外科技术的发展而出现的新技术。

基本步骤包括：在硬膜外麻醉或精索阻滞麻醉下，切开阴囊皮肤暴露睾丸，在手术显微镜直视下，沿睾丸长轴在睾丸表面无血管区纵行切开白膜，从不同部位的曲细精管中挑选 10 余条相对较粗的曲细精管，在显微镜下撕碎后寻找活动精子。如果未找到足够的精子，可重新挑选 10 条小管进行检验。

精子发生活跃的曲细精管的管径一般较粗，在显微镜下挑选较粗的小管有利于显著提高精子的检出率，尤其适用于生精功能严重受损的非梗阻性无精子症患者，如 Klinefelter 综合征、血清卵泡刺激素（FSH）较低、睾丸体积较大、隐睾、AZFc 缺失等。甚至非嵌合型克氏症患者也可能通过 micro-TESE 从睾丸中找到精子，从而获得生育机会，这是 micro-TESE 最大的优点。其次，micro-TESE 术中仅切取少量曲细精管，可以最大程度地减少对血管和睾丸间质的损伤，有利于保护睾丸内分泌功能，这对睾丸内分泌功能已经受损的患者尤为重要。

micro-TESE 的缺点是需要显微手术设备，并且对医生的显微外科技术有较高要求，手术耗时较长。

（李艳辉）

第四节　常规体外受精与胚胎移植

一、定义

体外受精-胚胎移植是将不孕症夫妇的卵子与精子取出体外，在体外培养系统中受精并发育成胚胎，再将胚胎移植入女方子宫腔内完成种植，以实现妊娠的技术。

二、适应证

① 女方由于各种原因导致配子输送障碍；

② 排卵功能障碍，经过常规促排卵治疗未能成功怀孕；

③ 中重度（Ⅲ～Ⅳ期）子宫内膜异位症，或深部浸润型内异症；反复发作的内异症或卵巢储备功能下降；

④ 男方少弱精症导致的不育，且其他助孕手段如人工授精（AIH）等未能成功；

⑤ 不明原因的不孕，经过其他助孕技术如人工授精（AIH）等未见成效；

⑥ 免疫性不孕；

⑦ 女方高龄或卵巢储备功能低下。

三、禁忌证

① 男女任何一方患有严重精神疾病、泌尿生殖系统急性感染或性传播疾病；

② 患有《中华人民共和国母婴保健法》（以下简称《母婴保健法》）所列不宜生育且目前无法进行产前诊断或胚胎植入前遗传学诊断的遗传性疾病；

③ 任何一方存在吸毒等严重不良嗜好；

④ 任何一方曾接触致畸量的射线、毒物、药物，且处于作用期；

⑤ 女方子宫无法支持妊娠或患有严重躯体疾病，无法承受妊娠。

四、术前准备

新鲜胚胎移植的具体时间选择依赖于各实验室的胚胎体外培养系统，并需结合患者的临床情况进行综合评估。通常，胚胎移植时间会安排在受精后的第 3 天进行卵裂期胚胎移植，或者在第 5 天进行囊胚移植。对于部分特殊情况，移植时间也可安排在受精后的第 2 天或第 4 天，进行卵裂期胚胎移植。当前，大多数情况下，胚胎移植操作都采用经腹 B 超引导，以确保准确性和安全性。

在手术过程中的每个环节，都需严格确保患者身份信息的准确无误。术前和术中，手术室护士、临床医生以及实验室胚胎学家必须共同核对患者夫妇双方的姓名、身份等关键信息，确保信息的一致性和无误。这一程序不仅是为了保障患者的安全，也是防止任何可能的操作失误或信息混淆，确保胚胎移植过程顺利进行。

五、操作程序

1. 患者准备与体位

患者应取膀胱截石位，保持膀胱处于半充盈状态，这有助于超声检查时清晰地观察子宫腔的情况。膀胱的适度充盈有助于提升子宫的位置，改善超声图像质量，从而确保胚胎移植过程中的精确性。

2. 局部消毒及操作准备

使用生理盐水擦洗外阴部位，随后覆盖无菌孔巾，整个操作过程严格遵循无菌操作原则。为了避免对宫颈、子宫等区域的过度刺激，所有操作应保持轻柔，减少机械刺激。使用阴道窥器充分暴露宫颈部位后，应用生理盐水棉球及干净棉球将阴道和宫颈的分泌物拭净。接着，用细棉签蘸取生理盐水或培养液，清洁宫颈口及宫颈管内的分泌物，确保操作区域的清洁。

3. 移植管准备与置入

在实时 B 超监测下，评估宫腔、宫颈内口的位置及其弯曲程度，以便调整移植导管外套管的弯曲度。轻轻地将外套管置入宫腔，穿过宫颈内口时通常会感觉到轻微的突破感，这表示顺利越过宫颈内口。当外管进入宫腔的过程中遇到困难时，可使用内芯较硬的移植管辅助置入，必要时，应用宫颈钳牵拉宫颈，以确保顺利通过宫颈管。待外套管到达预设的深度后，进行固定，并将内芯小心撤出。

4. 胚胎装载与精准注入

在再次核对夫妇双方姓名及身份信息后，将含有胚胎的移植管内芯通过外管缓慢送入宫腔。当内芯尖端略微突出的情况下，保持内管位置稳定，然后小心地撤出移植外套管约 1cm。此时，通过移植管将胚胎与移植液注入宫腔内，并保持该位置约 30 秒，以确保胚胎被有效释放并充分分布在宫腔中。

5. 胚胎移植深度与位置

胚胎应被准确移植到子宫腔的中间位置，通常推荐的深度为距离宫底约 1cm 的位置。移植深度的准确性是保证胚胎成功着床的重要因素，因此，必须根据超声引导精确调整位置。

6. 移植管撤出与后续检查

移植完毕后，小心退出移植管的内芯和外套管。将移植管送回实验室，并用培养液冲洗移植管内腔，确保管内未残留胚胎。在显微镜下仔细检查冲洗液，以确认是否有胚胎残留。如果未发现胚胎残留，确认手术结束，完成胚胎移植程序。

六、术后监测及注意事项

1. 术后休息与生活指导

移植手术完成后，患者可以根据自身感觉决定是否起身，若感到不适可选择在床上休息一段时间。术后建议避免性生活及剧烈运动，以减少对子宫和胚胎着床的潜在影响。与此同时，患者应严格遵循医嘱，按时使用黄体支持药物，以帮助维持黄体功能，确保妊娠成功。

2. 黄体支持治疗

（1）开始时间　黄体支持应在取卵当天开始进行，以确保黄体功能得到充分支持。

（2）治疗方法　黄体支持的常见用药方案包括：①黄体酮40～80mg肌内注射（IM），每日一次；黄体酮胶囊200mg，阴道给药，每日两次；②地屈孕酮10mg，口服，每日两次；③黄体酮凝胶，每日一次，通过阴道给药。对于有卵巢过度刺激综合征（OHSS）风险的患者，应避免使用人绒毛膜促性腺激素（hCG）进行黄体支持。同时，必须严格监测患者的生命体征和临床症状，确保药物使用的安全性，并提醒患者注意可能的不良反应和禁忌。

（3）治疗持续时间　黄体支持应持续至胚胎移植后的14天。移植后14天进行血hCG检测以确认是否妊娠。如果hCG结果为阴性，停止黄体支持治疗；如果妊娠检测为阳性，黄体支持需持续维持至妊娠10～12周，以保证胎盘功能正常建立。

3. 术后并发症监测与处理

患者在移植后应密切关注以下症状的出现：腹痛、腹胀、阴道出血、发热等。这些症状可能是卵巢过度刺激综合征（OHSS）、感染或出血等并发症的征兆。若出现上述症状，应立即就医并按相关处理原则进行干预。特别是卵巢过度刺激综合征和感染等高风险情况，应在医生指导下进行积极治疗。

4. 妊娠检测与后续管理

胚胎移植后的第14天，患者应留取晨尿进行hCG检测，以判断是否妊娠，或者进行血清hCG水平检查。若hCG检测结果为阳性，患者应继续使用黄体支持药物至孕10～12周，并通过B超检查确认是否为临床妊娠。IVF-ET术后妊娠的患者通常被视为高危妊娠，因此需特别注意孕期的休息和产前检查。根据孕期的进展，应加强产检，必要时可根据患者的临床状况调整治疗方案。

七、注意事项

1. 核对患者信息

在胚胎移植前，必须反复核对夫妇双方的姓名、身份等信息，确保无误，以避免任何混淆或错误发生。

2. 严格无菌操作

移植过程中严格遵循无菌操作要求，确保使用的器材无毒、无味、无尘，尽量减少对患者的干扰和感染风险。所有操作应在无菌环境下进行，以确保手术的安全性和成功率。

3. 操作技术要求

在胚胎移植过程中，操作人员应保持动作轻柔、稳妥、精准，以减轻对宫颈及子宫的刺激，尽量避免引起不必要的损伤或不适。所有操作步骤要轻柔、准确，确保移植过程顺利进行。

4. 减少出血风险

在移植过程中，尽量避免宫颈和子宫的过度刺激，以减少出血的发生。通过合理控制操作力度和角度，确保移植过程尽可能平稳，降低术中出血的风险。

5. 应对移植困难

对于移植过程中遇到困难的患者，术前 30 分钟可考虑注射苯巴比妥（鲁米那）0.1g，并肌内注射阿托品 0.5mg，以帮助缓解宫颈痉挛，降低操作难度。如果操作仍然困难，可以考虑更换移植医师进行尝试。

6. 特别困难的移植处理

对于移植过程中遇到特殊困难的患者，可以选择将胚胎冷冻保存，待进一步进行宫腔镜检查明确原因后再行处理。在再次进行移植时，可在上一个周期进行预试验，通过探针探测宫腔深度，评估移植管进入子宫腔的难易程度及方向。此过程可以帮助医生提前了解移植的可行性，并作出相应的调整。术前准备同样包括注射苯巴比妥（鲁米那）0.1g，并在术前 30 分钟肌注阿托品 0.5mg，以进一步确保顺利操作。

7. 胚胎注入压力控制

注入胚胎时，务必控制注射器的推注压力。推注压力不应过大，以避免因过大压力导致宫腔损伤或胚胎移植失败。压力过大会增加移植管的阻力或影响胚胎着床。

8. 避免胚胎回吸入移植管

在胚胎注入后，切勿立即放松注射器的活塞，以防止由于回吸作用使胚胎被重新吸入移植管内，导致胚胎遗留在导管中。确保胚胎已完全释放进入宫腔，并在此过程中仔细观察，确保移植过程的成功。

八、并发症及处理

常规 IVF-ET 的相关并发症，包括近期、远期并发症。近期并发症，如卵巢过度刺激综合征、出血、感染、脏器损伤、卵巢扭转及血栓形成等。具体见第十章辅助生殖相关并发症及处理。

（李艳辉）

第五节　卵胞浆内单精子显微注射

一、概述

卵胞浆内单精子显微注射（Intracytoplasmic Sperm Injection，ICSI）是一种在显微镜操作系统的帮助下进行的体外受精技术。该技术通过直接将单个精子注入卵母细胞的细胞浆内，完成卵子的受精过程。ICSI 技术适用于男性因素不孕，如精子数量不足、活动力差或精子形态异常等情况。与传统的体外受精（IVF）不同，ICSI 不依赖精子自然穿透卵膜，而是通过显微操作将精子直接注入卵母细胞内，从而有效克服精子功能异常带来的障碍。成功受精后的胚胎会经过培养，最终进行胚胎移植，以期望实现怀孕。

二、适应症

① 严重少精子症、弱精子症或畸形精子症（精子密度 $<5 \times 10^6/\text{mL}$，精子活力（a+b）$<10\%$，正常形态精子比例 $<5\%$），无法回收到足够数量的前向运动精子；

② 极度少精子症、弱精子症或畸形精子症，导致精子质量极差；

③ 不可逆性梗阻性无精子症，导致精子无法正常排出；

④ 生精功能障碍（排除遗传缺陷疾病引起），但通过睾丸活检仍能发现精子；

⑤ 免疫性不孕，经过常规 IVF-ET 治疗未能成功怀孕的患者；

⑥ 不明原因的不孕症，经过常规 IVF-ET 治疗仍未能成功怀孕的患者；

⑦ 常规体外受精（IVF）治疗失败，未能获得成功妊娠的患者；

⑧ 精子顶体功能异常，影响精子与卵子结合的能力；

⑨ 需要进行植入前胚胎遗传学诊断（PGD）的患者。

三、禁忌症

同 IVF-ET。

四、术前准备

（1）女方检查 同 IVF-ET。

（2）男方检查

① 进行常规体格检查，并检查肝肾功能、血型及传染性疾病相关指标；

② 进行精液常规检查，若发现异常，建议至少进行 3 次复查；

③ 进行生殖内分泌检查，检测血清 FSH、LH、PRL、睾酮（T）、雌二醇（E2）水平；

④ 进行染色体核型检查，条件允许时，建议进一步进行 Y 染色体微缺失检测及与少精症、弱精症相关的遗传性疾病基因检查；

⑤ 无精症患者应进行附睾穿刺或睾丸活检，若能获得成活精子，则可考虑进行卵胞浆内单精子显微注射（ICSI）治疗；

⑥ 在必要时为患者提供遗传咨询服务；

⑦ 对于精液标本中未发现活动精子的患者，建议进行低渗肿胀试验，以便区分不活动的活精子和死精子；

⑧ 在治疗前，应充分告知患者双方，确保其了解 ICSI 技术的具体过程、成功率、不良反应、可能对子代的影响（尤其是生精障碍或生殖障碍相关遗传疾病的遗传风险）、其他风险、治疗费用、时间安排等信息，并要求患者签署相关知情同意书。

五、操作程序

同 IVF-ET。

六、术后监测

1. 卵胞浆内单精子显微注射（ICSI）后管理

移植后 12～14 天进行 hCG 检测确认是否妊娠。若 hCG 检测结果为阳性，继续进行黄体支持，直至胚胎移植后 4 周进行早孕超声检查，确认宫内妊娠后可逐步减少黄体支持剂量，并在妊娠 10～12 周停止黄体支持。若妊娠，尿检阳性后两周内进行 B 超检查，以确认宫内是否存在孕囊，检查孕囊的数量、是否有胎芽及心管搏动，排除异位妊娠的可能性。

2. 流产或胚胎停止发育处理

若发生难免流产或胚胎停止发育，需进行清宫手术，并建议患者进行流产胚胎的遗传学分析，以评估潜在的遗传因素。

3. 异位妊娠处理

若确诊为异位妊娠，应按异位妊娠的标准处理程序进行治疗，具体内容请参见第十章辅助生殖相关并发症及处理。

4. 孕早期筛查

在孕 11～13＋6 周（11～13 周＋6 天）时，进行彩超及 NT 检查，评估胎儿是否存在畸形。若无异常，患者可转至产科进行定期产前检查。

5. 及时联系生殖中心

告知患者若出现不适，应及时联系生殖中心以便进行必要的评估和处理。

6. 活产后随访

对于顺利分娩的患者，在分娩后 4 周内进行母婴情况的随访。随访内容包括分娩孕周、分娩时胎儿数量及存活胎儿数量、胎儿性别、出生体重及是否存在先天性畸形，同时评估产科并发症的发生情况。

七、注意事项

1. OHSS 风险评估与管理

当双侧卵巢明显增大，且卵泡数超过 20 个时，应检查血清雌激素（E2）水平。若 E2 水平超过 5000pg/mL，并且评估发生卵巢过度刺激综合征（OHSS）的风险较高，建议取消本周期的新鲜胚胎移植。

2. 取卵数与移植决策

若取卵数超过 20 个，应取消新鲜胚胎移植，并严格监测 OHSS 的发生。应向患者充分告知相关注意事项，以确保其了解可能的风险和后续管理。

3. 胚胎移植前 OHSS 症状管理

在胚胎移植前或移植当天，若患者出现 OHSS 的症状（如中度以上腹水、双侧卵巢明显增大、雌激素水平显著升高），应取消新鲜周期移植，并将所有胚胎冷冻保存，以避免 OHSS 加重。

4. 手术操作注意事项

在所有手术操作过程中，应严格遵守无菌操作原则，确保无毒、无味、无尘的环境，且手术过程中动作要轻柔，以减少对患者的刺激和并发症的发生。

5. 胚胎移植数量建议

对于年龄小于 35 岁且为首次治疗的患者，建议进行单胚胎移植或单囊胚移植，移植胚胎数量不超过 2 个。其他情况下，胚胎移植数量亦不超过 2 个。对于存在子宫纵隔、单角子宫、瘢痕子宫等情况的患者，建议进行第 3 天单胚胎移植或第 5 天单囊胚移植。

6. 超排卵周期间隔

建议在两次超排卵周期之间间隔至少 3 个月，以确保患者的身体得到充分恢复并减少相关风险。

（李艳辉）

第六节　卵子赠送

一、概述

卵子赠送（Oocyte Donation）是辅助生殖技术（ART）中的一种重要治疗方式，广泛应用于因卵巢功能衰竭、卵子质量问题或遗传性疾病等原因导致不孕的女性。这项技术为无法自卵受孕的女性提供了怀孕的机会，特别是对于年龄较大、卵巢储备低、经历过多次试管婴儿治疗失败的患者，卵子赠送可以显著提高妊娠率。

　　卵子赠送通常是在提供者自愿捐赠卵子的情况下，经过严格筛查的健康女性提供卵子，经过体外受精（IVF）程序与受赠者的配偶或捐赠者精子受精后，胚胎移植至受赠者的子宫内。与传统的体外受精相比，卵子赠送技术的最大优势在于避开了卵巢功能不全或卵子质量不佳所带来的影响，能够在一定程度上改善妊娠结局。

　　然而，卵子赠送不仅涉及复杂的生理和医学问题，还需要考虑伦理、法律、心理等多方面的因素。在不同国家和地区，卵子赠送的法律规定和伦理审查标准存在较大差异，这使得该技术的应用和发展面临一些挑战。为了确保卵子赠送的顺利进行，医务人员需要全面评估患者的健康状况、心理需求，并确保提供者和受赠者的合法权益得到充分保护。

　　本章节将深入探讨卵子赠送的适应证、技术流程、临床应用、伦理问题及其未来发展趋势，旨在为医疗人员提供全面的知识框架，并为患者和社会公众了解卵子赠送提供帮助。

二、卵子赠送者的条件

　　（1）卵子赠送是一项人道主义行为　卵子捐赠必须是无偿的，任何形式的卵子募集行为不得商业化。根据相关法规和伦理要求，卵子赠送仅限于自愿且未涉及任何经济利益的捐赠。捐赠者须来自中国大陆，年龄在 20～35 岁之间。

　　（2）健康要求　卵子赠送者需经过全面的健康筛查，包括身体健康评估、遗传病史检查和传染病筛查。赠送者必须无任何遗传病史或家族遗传病史，且需确保没有染色体异常、单基因遗传病或多基因遗传病。同时，赠送者不应有反复流产史、畸胎瘤史、子宫内膜异位症等可能对后代健康造成遗传风险的疾病史。

　　（3）卵子来源　卵子赠送仅限于人类辅助生殖治疗过程中剩余的卵子。在符合相关医学伦理要求的情况下，剩余卵子可以用于赠送，但前提是该卵子并未被用于患者的自身治疗周期。

　　（4）数量与限制　为了确保赠送行为的合理性和有效性，赠送者的卵子捐赠数量应在医学标准范围内，通常每位卵子赠送者在保证自己治疗所需的卵子数量（例如至少 15 枚卵子）前提下，超出部分可以用于赠送。每位赠送者最多可帮助不超过 5 位妇女成功怀孕。

　　（5）临床随访　卵子赠送者在捐赠后的临床随访率必须达到 100%，确保其身体健康状况没有受到影响，并监控其长期健康风险。

　　（6）性生活历史与传染病筛查　卵子赠送者的性生活史必须明确记录，以便排除 HIV、性传播疾病（STIs）等传染病的潜在风险。捐赠者需提供完整的健康档案，确保其没有染病高风险。

（7）不携带严重遗传性畸形风险　卵子赠送者不应有任何严重的遗传性疾病或影响后代健康的多因素来源畸形。例如，脊柱裂、唇裂、腭裂、先天性心脏病等，都属于此类禁止的疾病。

（8）不患有遗传倾向的疾病　赠送者不能患有具有明确遗传倾向的疾病，例如糖尿病、动脉硬化以及某些遗传性癌症（如乳腺癌、卵巢癌、前列腺癌）或免疫系统相关疾病（如克罗恩病）。

（9）知情同意　卵子赠送者需在了解所有相关法律、医学、伦理及后果的基础上，签署知情同意书，明确自己对所赠卵子用途的权利与义务。这一过程保证了赠送者的知情权和自愿性，保障其在捐赠过程中合法权益。

通过以上条件，卵子赠送能够在保障赠送者和接受者双方的健康与权益的前提下，有效促进不孕不育治疗的发展。

三、受卵者适应证和禁忌证

（一）受卵者的适应证

1. 卵子产生能力丧失

受卵者包括那些丧失卵子产生能力的女性，如高促性腺素性性腺功能减退症患者、高龄女性（尤其是育龄期后期的女性）、卵巢储备功能下降的女性等。随着年龄的增长，女性卵巢储备逐渐减少，导致卵子质量和数量下降，难以自然受孕或使用传统治疗方法实现怀孕，这类女性可以通过卵子赠送获得妊娠机会。

2. 遗传性疾病携带者或患者

如果女性为严重遗传性疾病的携带者或患者，可能因基因突变导致后代患有遗传性疾病，卵子赠送可以有效规避遗传性疾病的传播，帮助其获得健康的胚胎。

3. 影响卵子数量和质量的因素

有些女性由于早期卵巢功能减退、卵巢早衰、多囊卵巢综合征（PCOS）或其他内分泌失调等因素，卵巢储备已严重不足或卵子质量较差，无法通过常规辅助生殖技术如体外受精获得良好的胚胎，此类女性可以选择卵子赠送来实现生育愿望。

（二）受卵者的禁忌证

1. 精神疾患及急性感染

如果男女任何一方患有严重精神疾患，如精神分裂症、严重抑郁症或其他无法控制的精神障碍，或者有泌尿生殖系统急性感染，均不适宜进行卵子赠送和相关辅助生殖技术。此外，如果有性传播疾病（如 HIV、梅毒、淋病等），则同样不适宜进行卵子赠送，以避免感染传播。

2. 遗传性疾病与胚胎植入前遗传学诊断

如果男方或女方患有《母婴保健法》所规定的不宜生育的遗传性疾病，且目前无法进行胚胎植入前遗传学诊断（PGD）或其他相关遗传检测，卵子赠送同样不适合。此类疾病可能会影响胚胎的健康，导致遗传性疾病的传递。

3. 不良嗜好及生活习惯

任何一方有吸毒、酗酒、滥用药物等严重不良嗜好或生活习惯，都应被视为卵子赠送的禁忌证。此类不良嗜好不仅影响生殖健康，还会严重影响胚胎的质量和发育，增加流产和先天缺陷的风险。

4. 接触致畸射线、毒物或药品

任何一方如果在进行卵子赠送过程中接触过致畸量的射线、化学毒物或药品，且处于其影响期，均应避免进行卵子赠送。此类接触可能导致基因突变、染色体异常或胚胎发育异常，增加胚胎发育不良和早期流产的风险。

5. 子宫不具备妊娠功能或身体条件不适合妊娠

如果女方子宫不具备正常妊娠功能（如子宫畸形、子宫切除或严重宫腔粘连），或患有严重的躯体疾病（如心脏病、糖尿病等）而无法承受妊娠过程，亦不适合选择卵子赠送。对于此类情况，女性在决定进行卵子赠送前应接受详细的医学评估，确保其身体能够安全承受怀孕及分娩。

通过以上适应证和禁忌证的明确界定，确保卵子赠送的过程符合医学伦理，保障受卵者及胎儿的健康安全，并提高辅助生殖技术的成功率。

四、卵子赠送的术前准备

（一）供卵者健康评估

1. 年龄要求

供卵者的年龄应在 20～35 岁之间。此年龄范围内的女性卵巢功能较为正常，

卵子质量较高，有助于提高受精率和胚胎质量。

2. 既往病史、个人生活史及性传播疾病史

（1）既往病史　供卵者不能患有全身性疾病或严重的器质性疾病，包括心脏病、糖尿病、肺结核、肝脏病、泌尿生殖系统疾病、血液系统疾病、高血压、精神疾病等。这些疾病可能影响供卵者的身体健康，进而影响卵子质量或助孕过程的安全性。

（2）个人生活史　供卵者应无长期接触放射线、有毒有害物质、吸毒、酗酒、吸烟等不良嗜好，且不应有同性恋或高风险性行为史。这些因素可能影响卵巢功能和卵子质量。

（3）性传播疾病史　需详细询问供卵者的性传播疾病史及过去 6 个月的性伴侣情况，是否存在多个性伴侣等高危因素。应确保供卵者无性传播疾病（包括艾滋病、梅毒、淋病、锐湿疣、性病、乙型肝炎、丙型肝炎等）。同时，排除供卵者的性伴侣存在上述疾病。

3. 家系调查

供卵者及其家庭成员应无遗传病史或家族性遗传病史，排除有可能影响卵子质量或胎儿健康的遗传因素。

4. 体格检查

（1）一般体格检查　供卵者必须身体健康，无明显的体形异常或外部畸形，心、肺、肝、脾等器官检查无异常，且注意检查四肢是否存在多次静脉注射的痕迹。

（2）生殖系统检查　供卵者的生殖系统应发育良好，盆腔检查无异常，且未出现宫颈疾病或其他生殖系统感染等病症。

5. 实验室检查

（1）基础检查　包括全血细胞计数、Rh 因子、ABO 血型以及凝血功能检查。

（2）尿常规　排查泌尿系统的潜在疾病。

（3）肝肾功能检查　包括肝功能、肾功能、血糖等相关检查，确保无潜在疾病。

（4）宫颈涂片检查　以排除宫颈异常细胞或感染。

（5）性激素水平检测　检查供卵者的性激素水平是否正常，确保其卵巢功能正常。

（6）染色体检查　供卵者必须进行染色体常规核型分析，确保其染色体正

常，排除染色体异常的供卵者。

（7）传染病检测 包括乙肝、丙肝、梅毒、淋病、艾滋病、沙眼衣原体病、风疹、水痘、巨细胞病毒病、单纯疱疹病毒病、弓形虫病等相关传染病检测，所有检查应为阴性。

（8）克雅氏病及海绵状脑病（TSE）检查 确保供卵者未感染与这些病相关的病毒。

（9）HIV 复查 供卵者需在 6 个月后进行 HIV 抗体复查。

6. 个人捐赠能力评估

在控制性卵巢刺激过程中，需要对供卵者进行全面的风险评估，包括是否存在血栓栓塞史、雌激素依赖性肿瘤史、近期盆腔炎等病史。若有相关病史，应考虑是否适合进行卵子捐赠。

7. 心理健康评估

供卵者及其伴侣需接受合格心理健康专家的心理评估和咨询，确保其在捐赠过程中的心理状态稳定，并充分了解捐赠过程及可能的心理影响。

以上评估流程旨在确保供卵者身体健康、无遗传疾病风险，并排除可能影响捐赠成功率和受孕结果的相关因素。

（二）受卵者的筛查

1. 受卵者健康评估

为了确保夫妇及其未来后代的身体健康和社会心理适应能力，受卵者必须经过全面的评估。具体评估内容如下：

（1）年龄要求 受卵者在胚胎移植时的年龄不应超过 52 岁。此年龄限制旨在提高妊娠成功率并降低孕期并发症的风险。

（2）医学病史和体格检查 详细采集受卵者的医学病史，进行全面的体格检查，确保无任何可能影响妊娠和胎儿健康的疾病或异常。

（3）生化检测和传染性疾病筛查 包括常规的生化检查、胸部 X 线、心电图等，排查可能影响受卵者健康的潜在疾病或健康问题。

（4）心肺功能评估 如果受卵者有心肺损害的病史或体征，应进行心血管专家的咨询。如果发现有高血压、糖尿病等医学状况，建议向围产专家咨询，以明确妊娠期间可能存在的风险，并做好相关预防和管理措施。

（5）胚胎冻存要求 受卵者使用的胚胎必须在赠卵者接受 HIV 复查并确认无 HIV 感染后，进行至少 6 个月的冻存期，以确保胚胎的安全性和健康性。

（6）身体和心理健康评估 受卵者应接受全面的身体健康评估，同时也需进行心理健康评估，确保受卵者在接受卵子捐赠后，能在身体和心理上适应妊娠过程，且知情同意充分。

2. 受卵者配偶的检查

（1）精液分析　对受卵者配偶进行精液分析，评估精子质量，以确保胚胎形成的成功率。

（2）血型和 Rh 因子检测　对配偶进行血型及 Rh 因子的检测，确保配偶与受卵者的血型和 Rh 因子匹配，以降低妊娠期间可能出现的免疫问题。

（3）传染性疾病筛查　进行血液学检查，筛查梅毒、乙肝、丙肝、艾滋病等传染性疾病，以排除对胚胎或受卵者可能产生影响的病原。

（4）遗传学筛查　根据情况进行适当的遗传学筛查，确保配偶没有携带可能影响后代健康的遗传疾病。

（5）心理咨询和知情同意　受卵者配偶应接受心理健康评估，并签署知情同意书，明确了解卵子捐赠过程及其可能带来的心理和生理影响。

3. 术者准备

（1）术前知情同意　术者应详细告知患者手术的成功率、可能发生的并发症和相关风险，并确保患者在充分理解的基础上自愿签署手术知情同意书。

（2）遵守法律法规　严格遵守国家人口和计划生育法律法规，禁止向不符合国家人口政策的夫妇或单身女性提供辅助生殖技术。确保所有操作符合伦理规定和法律要求。

（3）尊重隐私权　在整个过程中，必须尊重患者的隐私权，确保个人信息的保密性，避免任何形式的隐私泄露。

通过上述全面的评估和准备，确保受卵者及其配偶的身体健康、心理状态良好，并为手术的顺利进行打下坚实的基础。同时，确保整个过程符合伦理、法律规定，以保障所有参与者的权益和安全。

五、操作规范

（一）赠卵患者流程

1. 捐赠意向确认

在取卵手术后，符合捐赠条件的患者，工作人员将与患者及其配偶进行充分沟通，确保捐赠是基于完全自愿的原则进行的。若夫妻双方同意捐赠卵子，需签署《自愿赠卵知情同意书》和《赠卵者健康与遗传调查表》。同时，工作人员将填写《赠卵者体貌特征及例行检查项目表》，供受卵者选择参考。

2. 补偿政策

捐赠者可获得适当的误工、交通及医疗补助，以保障捐赠过程中的各项需求。

（二）受卵患者流程

1. 治疗方案制定

受卵患者需首先进行门诊就诊，医生会根据患者的情况制定个性化的治疗方案，确保治疗的安全性和有效性。

2. 精液冻存与登记

确立治疗方案后，男方需将精液冻存于生殖中心，以备受卵日使用。冻精当天，患者需进行卵子预约登记，完成登记后，工作人员将通过电话通知患者预交相关费用。

3. 费用通知

根据冻精顺序和血型，工作人员会依次通知2～3名患者预交费用。

4. 受卵日通知

在受卵日，手术室工作人员将通过电话通知患者按时就诊。患者需签署《赠卵者体貌特征及例行检查项目表》和《自愿接受卵子赠送知情同意书》，并缴纳受精费用、胚胎培养费用及其他试管婴儿相关费用。

5. 胚胎冷冻与移植

新鲜卵子体外受精后所获得的胚胎会进行冷冻保存至少6个月。在此期间，将对赠卵者进行艾滋病等传染病复查，若检测结果为阴性，胚胎可进行冻融移植；若复查结果为阳性，则无法进行移植，需废弃胚胎。

（三）黄体支持

1. 赠卵者治疗与监测

赠卵者在取卵当天开始使用黄体支持，通常为应用黄体酮，以确保促排卵治疗后子宫内膜准备及胚胎移植的成功。黄体支持的方案根据赠卵者的具体情况以及移植方案的要求进行调整。

2. 受卵者治疗与监测

（1）黄体酮治疗　受卵者在胚胎移植前开始使用黄体酮。黄体酮可以通过肌内注射、阴道给药或口服的方式进行，移植后 14 天检测血 β-hCG，若妊娠成功，则继续使用黄体酮至怀孕的早期，通常会持续到怀孕 4～6 周，届时进行早孕期超声检查，若确认宫内妊娠，方可考虑逐渐减少黄体酮的用量，至妊娠 10～12 周时完全停止。

（2）hCG 的应用　在黄体支持过程中，hCG 也是一种常用的治疗药物，能够增强黄体的功能，促进孕激素的分泌。常规剂量为 2000IU/次，在移植前开始每隔 3 天进行一次肌内注射，持续 3 次，通常用于增强黄体功能以提高胚胎着床率。

（3）天然雌激素的补充　如果受卵者在自然周期中雌激素水平较低，尤其是在排卵前，可能需要适量补充天然雌激素。常规剂量为 1～2mg/d，可以帮助调节激素水平，促进子宫内膜的生长和胚胎着床。

3. 术后监测

（1）赠卵者术后监测　赠卵者术后需要密切关注是否出现腹痛、腹胀、阴道出血、发热等不适症状，这些可能是卵巢过度刺激综合征（OHSS）或感染等并发症的信号。必须及时采取措施，排除这些可能的并发症。

此外，还需关注流产、多胎妊娠和异位妊娠等情况的发生，若出现上述症状或异常，需按照相关原则和标准进行紧急处理，以保障赠卵者的健康。

（2）受卵者术后监测　与常规体外受精（IVF）及胚胎移植的术后监测相似，受卵者需在胚胎移植后第 14 天进行晨尿 hCG 检测，确认是否妊娠。如果不方便进行晨尿检测，也可选择在第 14 天和第 18 天通过血清 hCG 检测来观察其水平及变化趋势，以便早期判断妊娠情况。

若血 hCG 检测呈阳性，说明受孕成功，患者需继续黄体支持至妊娠约 3 周时进行 B 超检查，以确认临床妊娠情况。B 超结果显示胎儿宫内发育，则为临床妊娠。

在胚胎移植后，妊娠患者视为高危妊娠，需要进行更加细致的孕期管理。应适当休息，并加强定期产前检查，以便及早发现任何可能的并发症。特别是在临产时，如果存在其他产科并发症的指征，可能需要适当放宽剖宫产的指征，以确保母婴安全。

六、注意事项

1. 知情同意书的要求

在卵子捐赠过程中，卵巢功能评估与控制性卵巢刺激治疗应明确列出可能的副作用和风险，确保捐赠者理解卵巢刺激过程中的潜在健康风险。这些副作用可能包括但不限于卵巢过度刺激综合征（OHSS）、激素水平波动，以及对生育能力的长期影响。

2. 赠卵者、受卵者及其配偶的权利和义务

（1）权利和义务的书面记录　赠卵者、受卵者及其配偶应明确约定与卵子捐赠相关的所有权利和义务，并通过书面形式记录。包括卵子使用的目的、捐赠过程中的健康检查及其结果、捐赠者的个人信息保密等内容。

（2）法律咨询　知情同意书未涉及的其他法律问题，应建议受卵夫妻和捐赠者进行法律咨询，确保所有的权益得到保护，避免后续纠纷。

3. 保密协议

在捐赠卵子的整个过程中，所有参与方必须签署保密协议。捐赠者、受卵者及相关工作人员必须保证各自的隐私和信息安全，确保所有个人数据、医疗信息和身份信息不被泄露。

4. 赠卵过程中的信息告知

在赠卵过程中，捐赠者有责任如实告知其健康状况和任何可能影响卵子捐赠过程或健康风险的变化。包括任何新出现的疾病、药物治疗史以及生活习惯的变化。

5. 知情同意的全面性

卵子捐赠必须在捐赠者对卵子使用的目的、捐赠者的权利与义务等各方面内容有充分理解和知情的基础上进行。捐赠者必须自愿决定捐赠卵子，且在知情的基础上签署知情同意书。

6. 健康检查与管理

赠卵者的健康检查应严格按照供精者的筛选标准进行。相关的检查包括但不限于染色体分析、血液学检查、传染病筛查等。此类筛查确保卵子来源的安全性，降低受卵者及未来后代的健康风险。

7. 胚胎冷冻与复查

实施赠卵技术后获得的胚胎必须进行冷冻保存，确保胚胎在暂未移植期间能够保持其质量与生存能力。对赠卵者的艾滋病抗体等进行半年后的复查，确保没有新的健康风险，复查结果为阴性后方可进行胚胎解冻及移植。

8. 受卵者排队与就诊

由于赠卵者的有限性，受卵者需根据自身病情和就诊顺序进行安排。医院需

确保每位受卵者在合适的时间进行胚胎移植，并提供适时的治疗方案。

9. 禁止商业化赠卵

任何形式的商业化赠卵行为均需禁止。捐赠卵子必须完全自愿，任何组织或个人不得以任何形式进行卵子捐赠的商业化行为。然而，受卵者可以向捐赠者提供合理的补偿，包括误工、交通费用及医疗补助等。

10. 禁止未经审批的卵子捐赠操作

未获得相关批准的机构不得实施卵子捐赠技术。所有从事赠卵技术的生殖中心应具备完善的操作规范，并拥有成熟的卵子冷冻与解冻技术，确保胚胎移植过程中的安全性和成功率。

11. 自愿无偿捐赠

卵子捐赠必须是完全自愿的行为，旨在帮助需要卵子的家庭。捐赠者不得因捐赠卵子获取任何形式的经济利益。尽管如此，捐赠过程中的实际费用如医疗、交通和误工费用等是可以适当补偿的。

12. 健康检查义务

捐赠者有义务在捐赠前进行必要的健康检查。所有捐赠者在决定捐赠卵子之前应了解自己的健康状况，确保捐赠过程对自身健康没有风险。

13. 供受双方知情同意

受卵者及赠卵者均应完全知情并自愿参与卵子捐赠过程。所有参与者应遵守自愿、互盲和保密原则，确保捐赠过程的合法性和隐私性。

14. 防止近亲通婚

为了防止后代近亲结婚，捐赠者应同意接受生殖中心对妊娠情况及后代的出生情况进行随访。此外，所有受赠卵后代的婚前健康排查也应进行，以确保不会出现遗传性疾病或健康风险。

15. 操作人员的标准

所有从事卵子捐赠操作的人员，包括医生、实验室技术人员等，必须严格按照相关操作标准执行，并不得作为捐赠者。操作人员的独立性与客观性是确保卵子捐赠质量的基本保障。

16. 数据存档与保存

所有关于捐赠者与受卵者的资料应进行永久备份，并严格保密，确保不泄露个人信息及相关医疗数据。这些资料不仅用于治疗过程中的跟踪，还为未来的法律和伦理审查提供依据。

17. 单胚胎移植

每次捐赠的卵子通常为3~8枚，建议采取选择性单胚胎移植（SET）策略。通过这种方式，可以最大程度地降低多胎妊娠的风险，并提高妊娠成功率。

七、并发症及处理

具体见第十章辅助生殖相关并发症及处理。

（李艳辉）

第七节　卵子体外成熟

一、概述

未成熟卵母细胞的体外成熟技术（In vitro maturation，IVM）是一种模拟体内卵母细胞成熟环境的培养技术，旨在通过在体外环境中使未成熟卵母细胞成熟，为不孕症患者提供治疗选择。IVM技术通过从未经药物刺激或低剂量药物刺激的卵巢中直接获取未成熟的生殖泡期（GV）卵母细胞，经过体外培养成熟为成熟卵母细胞（MⅡ期），并用于体外受精-胚胎移植（IVF-ET）治疗。自1991年首次成功应用于临床以来，IVM技术经历了近三十年的发展，已逐步成为许多不孕症患者，特别是多囊卵巢综合征（PCOS）、卵巢反应不良（OR）和反复胚胎质量不良（RBF）患者的治疗方法之一。

IVM的优势在于，它不需要使用常规IVF中常见的促排卵药物，或者仅使用低剂量药物刺激，这对于那些对传统药物反应不良的女性患者来说，提供了一个有益的替代方案。对于PCOS患者，IVM能够减少促排卵药物引发的卵巢过度刺激综合征（OHSS）风险；对于卵巢反应不良的女性，IVM可以通过避免强烈药物刺激而保护卵巢功能。此外，IVM也成为了女性生育力保存的一种重要手段，尤其是对于癌症患者或其他需要进行生育力保护的女性群体，IVM提供了一种无需过度干预的卵子采集方式。

尽管IVM技术在临床上取得了一定的成功，但与传统IVF相比，其妊娠率仍然较低，这也揭示了IVM技术在实际应用中面临的一系列挑战。IVM的妊娠率相对较低，可能与卵母细胞在体外成熟的过程中存在一定的缺陷有关。体外培养过程中，卵母细胞的成熟环境与体内存在差异，可能影响卵母细胞的质量和发育潜能。此外，尽管 IVM 的基础技术逐渐成熟，但培养系统的优化、卵母细胞的筛选标准、成熟后卵母细胞的质量评估等方面，仍是当前研究的热点和难点。

在 IVM 技术的实际应用中，如何进一步提高卵母细胞的成熟率、胚胎的质量及妊娠率，仍然是亟待解决的问题。近年来，随着培养条件、培养基成分、激素水平控制等方面的逐步优化，IVM 技术的应用前景逐渐得到认可。然而，IVM 的技术瓶颈仍然存在，尤其是如何进一步提高卵母细胞的成熟能力、增加胚胎的着床率，以及提高整个体外成熟过程的可控性，依然是当前研究和临床应用中的主要课题。

因此，尽管 IVM 为许多不孕症患者提供了新的治疗选择，相关的技术优化、机制研究以及妊娠成功率的提高仍然是该领域持续发展的重点。未来的研究将致力于探索更为精确的培养条件、个性化的治疗方案，以及新的技术手段，以期突破现有的技术瓶颈，为患者提供更为有效的生育治疗方法。

二、 IVM 的适应证

1. 多囊卵巢综合征

多囊卵巢综合征（Polycystic ovarian syndrome，PCOS）是一种常见的内分泌紊乱疾病，通常伴随着卵巢增大、卵泡发育不完全以及月经不调等症状。P-COS 患者对外源性促性腺激素的反应异常，尤其在进行控制性促排卵（controlling ovulation cycle，COS）时，由于卵巢对促排卵药物过度敏感，极易发生卵母细胞过度生长，进而诱发卵巢过度刺激综合征（OHSS）。OHSS 的发生会引发一系列严重的临床后果，如腹水、血栓栓塞、器官功能障碍，甚至导致瘫痪和死亡。因此，在 PCOS 患者的辅助生殖治疗中，如何减少 OHSS 的风险是一个关键问题。

为了避免 OHSS 的发生，对于 PCOS 患者可以采取低剂量的促排卵药物进行治疗，或者选择不使用或降低 hCG 剂量，从而减少卵巢过度刺激的风险。同时，采取低剂量的药物促排卵后，通过获取未成熟卵母细胞，并利用体外成熟（IVM）技术进行培养，可以在不刺激卵巢的情况下获得成熟卵母细胞，从而避免 OHSS 的发生。这种方法对于减少血栓栓塞等严重并发症的风险也具有一定的优势。

IVM 技术的成功率与获得的未成熟卵母细胞的数量密切相关。由于 PCOS 患者通常伴随有大量卵泡，IVM 技术能够有效地利用这些卵泡资源，获取相对较多的未成熟卵母细胞，这使得 PCOS 患者成为 IVM 治疗的理想人群之一。通过优化卵母细胞培养和成熟过程，PCOS 患者的妊娠成功率有望得到进一步提高。因此，IVM 在 PCOS 患者中的应用，尤其是对于那些存在卵巢过度刺激风险的患者，提供了一种相对安全的治疗选择。

2. 促性腺激素抵抗综合征

促性腺激素抵抗综合征（Gonadotrophin-resistant ovary syndrome，GROS）是一种罕见且复杂的内分泌失调疾病，其特征是卵巢对促性腺激素的抵抗，导致卵巢无法正常反应或生成成熟的卵母细胞。传统的体外受精（IVF）技术通常依赖于卵巢对促排卵药物的反应，然而 GROS 患者由于卵巢无法有效响应促性腺激素，因此无法通过常规 IVF 获得成熟的卵母细胞。此前，对于 GROS 患者来说，生育的唯一选择通常是使用卵子捐赠技术，即通过供体卵母细胞来实现妊娠。

然而，近年来，体外成熟（IVM）技术为 GROS 患者提供了新的治疗机会。研究发现，IVM 能够有效地应用于 GROS 患者，通过采集未成熟卵母细胞并在体外进行成熟，进而提高患者成功怀孕的机会。已有临床报道显示，部分 GROS 患者通过 IVM 技术成功获得健康的胚胎，并最终实现了活产。这一进展使得 IVM 成为一种潜在的替代治疗方法，能够为传统 IVF 难以治疗的患者提供新的生育希望。

IVM 为 GROS 患者提供了一个无需依赖供卵的生育方案，尤其在卵巢反应性差或对促性腺激素有抗性的情况下，能够通过低剂量促性腺激素或无需促排卵的方式，获取尚未成熟的卵母细胞，并进行体外培养和成熟。这一技术的引入，不仅为 GROS 患者提供了更多的生育选择，也推动了不孕症治疗领域的新发展，特别是在处理复杂、难治的卵巢疾病时，IVM 技术展现了巨大的临床应用潜力。

3. 卵巢过度刺激综合征高风险者

卵巢过度刺激综合征（OHSS）是辅助生殖技术中常见的并发症，尤其在高风险患者中，其发生的概率更大。PCOS 患者，卵巢高储备女性，身材较瘦小、对卵巢刺激药物敏感或有过 OHSS 病史的患者，往往更容易发生卵巢过度刺激。这些患者在常规卵巢刺激过程中，卵巢对促排卵药物的反应过于强烈，导致过度刺激，进而引发 OHSS，可能对患者的健康造成严重影响。

对于这些高风险患者，体外成熟（IVM）技术提供了一种有效的解决方案。IVM 通过减少卵巢刺激药物的使用量，缩短卵巢刺激的时间，甚至在自然周期下取卵，极大地减少了 OHSS 的发生风险。具体而言，IVM 技术可以在未进行大剂量药物干预的情况下，直接获取未成熟卵母细胞，并将其体外培养至成熟后进行受精，最后再进行胚胎移植。这样一来，既可以避免 OHSS 的发生，又能实现有效的生育治疗。

在接受辅助生殖技术治疗的患者中，尤其是基础窦卵泡数量（AFC）较多的女性，IVM 技术已被证明是一种比传统体外受精（IVF）更为有效的选择。其优势在于消除了卵巢过度刺激综合征的风险，同时提高了卵母细胞的利用效率，减少了患者身体的负担。因此，IVM 技术已成为处理高风险 OHSS 患者的理想选择。

4. IVF 中小卵泡未成熟卵的利用

在常规卵巢刺激过程中，患者往往会获得来自中小卵泡的未成熟卵母细胞，这些卵母细胞通常因无法用于体外受精（IVF）而被丢弃，造成了宝贵卵母细胞资源的浪费。然而，IVM 技术的应用有效解决了这一问题。通过体外培养，这些未成熟卵母细胞可以被培养至成熟阶段，再进行受精，并用于胚胎移植。

这种技术不仅能够提高卵巢刺激过程中获得的卵母细胞的利用率，还能在一定程度上提高周期的累积妊娠率。对于 IVF 治疗中，尤其是卵巢反应较差或卵泡数量较少的患者来说，IVM 技术使得每个卵泡都能得到最大化的利用，从而大大提升了治疗的整体效果。这一进展在提高生育成功率和优化治疗方案方面，具有重要意义。

5. 卵巢组织生育力保存

在面对可能影响女性生育力的恶性肿瘤等疾病时，IVM 技术为生育力保存提供了一个有效的选择。传统的生育力保存方法通常需要使用药物进行卵巢刺激，这往往需要一定的时间，但在恶性肿瘤患者的治疗过程中，延误生育力保存可能导致不可逆的生育损失。IVM 技术的应用，不仅可以减少或避免大剂量药物的使用，而且能够在无需或仅用少量药物的情况下迅速启动卵母细胞的采集和成熟过程，从而大大缩短生育力保存的时间。

卵巢组织冷冻保存是当前重要的生育力保护手段之一。然而，在卵巢组织切取过程中，可能会同时获取一些未成熟的卵母细胞，这些卵母细胞如果不加以利用，就会造成资源的浪费。通过 IVM 技术，这些未成熟卵母细胞可以在体外培养成熟后再进行保存，从而最大化地保存卵巢资源。此外，若患者已有配偶，卵母细胞可与精子结合，形成胚胎后再进行冷冻保存，为患者提供更加完善的生育力保存方案。

6. 卵母细胞成熟障碍及胚胎发育异常

在一些临床案例中，患者常出现卵母细胞成熟障碍或胚胎发育异常，导致无法获得可利用的胚胎。卵母细胞成熟障碍通常表现为卵母细胞在促排卵过程中未能顺利进入成熟阶段，进而影响胚胎的发育潜力。尽管目前尚未完全明确这些障碍的机制，但已知可能涉及多种因素。部分患者的卵母细胞可能存在遗传性异常，或卵母细胞内部的代谢和信号传导机制出现紊乱。此外，卵巢微环境的改变、激素调节异常等因素，也可能是导致卵母细胞成熟障碍的原因。

对于这些患者，体外成熟（IVM）技术提供了一种有效的治疗途径。通过IVM技术，未成熟卵母细胞可以在体外培养环境中得到充分的成熟。在培养过程中，IVM不仅能够模拟卵母细胞在体内的成熟环境，还可以通过添加促卵母细胞成熟的因子，如卵泡刺激素（FSH）、黄体生成素（LH）等，来促进卵母细胞的成熟。这一技术为一些卵母细胞成熟障碍的患者提供了希望，帮助她们在经过适当的培养后，成功获取成熟卵母细胞并进行受精，从而提高了临床妊娠的成功率。

7. 卵母细胞捐赠

卵母细胞捐赠是辅助生殖技术中常用的一项治疗手段，尤其适用于卵巢功能衰竭、卵母细胞质量较差或无法自行排卵的女性。然而，捐卵者的短缺是全球范围内普遍存在的问题，部分原因在于捐卵过程可能涉及卵巢刺激药物的使用，进而引发一些健康风险，导致潜在捐卵者对这一过程产生顾虑。IVM技术的引入为捐卵提供了新的解决思路。由于IVM技术可以在无需使用大剂量卵巢刺激药物的情况下，从未成熟卵母细胞中获取卵子，并且通过体外成熟技术促使其发育成熟，这不仅减少了对捐卵者身体的刺激，也避免了卵巢刺激药物所带来的潜在风险。因此，IVM为捐卵者提供了一种更安全、更舒适的捐卵途径，从而帮助缓解捐卵者的顾虑，促进卵母细胞捐赠的可行性。

此外，IVM技术也在一些前沿领域如核移植和干细胞研究中展现了其独特价值。在核移植技术中，IVM能够显著提高卵母细胞的成熟率，进而改善核移植后卵母细胞的发育潜力，提升核移植技术的成功率。这一技术的进步为基础和临床研究提供了新的视角和可能性。

8. 存在对卵巢刺激禁忌证的患者

在一些特殊情况下，患者可能存在卵巢刺激的禁忌证，例如患有激素敏感性恶性肿瘤（如乳腺癌、卵巢癌等）或血栓形成高风险的患者。在这些患者中，传统的卵巢刺激可能带来一定的健康风险，特别是在高剂量激素治疗和卵巢过度刺激的过程中，可能加重原有疾病或诱发并发症。因此，对于这类患者，IVM技术提供了一种更加安全的选择。通过IVM，卵母细胞可以在没有卵巢刺激药物的情况下被获取和成熟，从而避免了卵巢刺激带来的相关风险。

IVM技术特别适用于那些因健康问题无法进行常规卵巢刺激的患者，它不仅避免了大剂量药物的使用，还能够尽早开始卵母细胞的收集，为患者提供了生育力保存的机会，特别是在癌症治疗前需要保存生育力的女性中，IVM技术已成为一种重要的生育力保护手段。此类患者可以通过IVM获取未成熟卵母细胞，在体外成熟后进行受精，并将胚胎冷冻保存，从而为日后怀孕提供保障。

总结而言，IVM 技术在多个领域展现了其临床应用价值，尤其是在卵母细胞成熟障碍、卵母细胞捐赠和卵巢刺激禁忌证患者的治疗中，提供了全新的治疗选择。随着技术的不断完善和研究的深入，IVM 技术有望在未来成为更多患者的有效生育治疗方案，特别是在降低相关风险、提高卵母细胞利用率和生育力保存方面发挥更大作用。

三、禁忌证

① 患者或其配偶任何一方患有严重精神疾病、泌尿生殖系统的急性传染病或性传播疾病；

② 患者或其配偶任何一方存在《母婴保健法》所列的禁止生育的疾病；

③ 患者或其配偶任何一方有吸毒等严重不良嗜好；

④ 患者或其配偶任何一方曾长期接触致畸量的射线、毒物或药品，且处于其影响期；

⑤ 患者子宫无法正常承担妊娠功能，或患有严重的躯体疾病（如心脏病、肺病、肝病、肾病等），不具备妊娠的条件。

四、取卵前准备

1. 基础超声检查

在月经周期的第 1~3 天，进行基础超声检查，以评估卵巢的初始状态。检查内容包括卵巢体积、卵巢基质血流速度、窦卵泡数量、卵泡的大小及形态，以及卵巢或子宫可能存在的其他改变。例如，卵巢基质的血流速度和卵巢体积对卵巢功能的评估具有重要意义，可以间接反映卵巢的储备能力。窦卵泡的数量作为评估卵巢功能和卵泡成熟潜力的重要指标，通常在此阶段进行测量，并且最能预测可获得的卵母细胞数量。月经周期第 6~8 天，进行第二次 B 超检查，对上述所有参数进行再次评估，以便及时调整治疗方案，确保卵巢刺激的精准度和有效性。

2. 卵巢刺激及取卵时机

经典的 IVM 技术不采用常规的 FSH 药物刺激，但近年来的研究表明，使用低剂量 FSH 刺激卵巢可以在不增加过度刺激风险的前提下，提升卵母细胞的成熟率和数量。当卵泡的直径达到 12~14mm 时，可以选择注射或不注射 hCG，并安排经阴道穿刺取卵。然而，2016 年 Cochrane 的回顾性研究显示，IVM 技术中注射 hCG 后对妊娠率、活产率或流产率的提高没有显著影响，这提示 IVM 过程中的 hCG 使用可能不会对最终妊娠结局产生预期的正面效果。因此，术前的个体化评估和用药方案仍然是提高成功率的关键。

3. 胚胎实验室准备

在取卵前一天，胚胎实验室需配置 IVM 培养液，并将其置于 37℃、5% CO_2 的培养箱中预先平衡。此举旨在确保取卵后卵母细胞在最适宜的环境中进行体外成熟，最大程度地保持卵母细胞的生理活性，促进其顺利成熟。实验室的管理要求严格，所有培养液的配置和处理都需在无菌条件下完成，以避免任何外源性污染对卵母细胞发育的负面影响。

4. 手术室准备

患者进入手术室后，护理人员将协助患者摆放膀胱截石位，以便于卵巢的穿刺操作，并进行生命体征的实时监测。同时，护士需询问患者的最后进食时间以及是否排尿，确保手术过程的安全性。术前核对患者身份信息至关重要，特别是对于曾经接受过体外受精（IVF）或单精子注射（ICSI）治疗的患者，需要确认卵泡的数量、卵巢激素水平等重要信息。若卵泡数量少于 3 个，需再次通过 B 超检查确认卵泡的成熟情况。术前医生将与患者进行沟通，详细解释手术流程，安抚患者情绪，确保其心理状态平稳，以便顺利进行取卵。

5. 术前准备及核对

手术前，医生和护士将复核患者的既往周期记录，特别是与卵巢刺激反应、卵泡成熟率、取卵次数等相关的历史信息。这有助于为当前周期的治疗做出合理判断，并决定是否需要调整取卵时间或用药方案。医生会再次确认手术适应证，排除任何可能的禁忌证，例如患者存在严重的卵巢功能衰退、内分泌失调或其他影响卵泡发育的疾病。此外，患者必须签署知情同意书，明确了解手术的风险、预期效果以及可能的并发症。核对工作确保患者在知情同意的基础上参与手术，保障患者的基本权益和治疗安全。

五、操作规范

1. 手术前准备

首先，手术巾应铺设平整，确保无异物和污染。准备取卵所需的器械（包括从培养室传递窗取一管生理盐水套好阴道探头、摆管、接针等），所有器械要经过严格的消毒处理。使用 PBS 液对取卵针进行充分冲洗，以保证针头的清洁并避免污染。在手术开始前，嘱患者尽量放松，全麻的患者需在麻醉后再进行窥检操作。用棉纱块擦拭阴道穹隆和阴道部，以确保手术区域无血迹或分泌物，减少术后感染的风险。

2. 手术器械检查

在手术前，需检查恒温试管架，确保其温度维持在 37～37.2℃之间，以维持良好的培养环境。穿刺针的通畅性也应进行检查，确保其没有堵塞，负压系统的设置需根据实际情况进行调整，保证吸引压力适宜。器械和设备的全面检查是确保手术顺利进行和避免设备故障的关键环节。

3. B 超定位与穿刺路线设计

将阴道探头轻柔地插入患者阴道内，调节 B 超的相关参数（如放大倍数、增益强弱等），确保图像清晰，能够准确显示子宫内膜、双侧卵巢及卵泡的具体位置。通过 B 超扫描，设计最合适的穿刺路线，确保穿刺器械与卵巢保持最短距离，同时避开膀胱、肠道、子宫肌层、宫颈及宫旁血管等重要组织器官。如果由于空间受限无法避免膀胱或子宫，操作时可以让手术护士轻压患者腹部，调整卵巢位置，以获得更好的穿刺角度。每次穿刺时，尽量避免重复进入阴道壁，以减少损伤风险。术中如果有穿刺通过子宫等结构的情况，应详细记录穿刺过程，以便术后追踪和评估。

4. 取卵过程

选择 16～19G 取卵针沿预设的穿刺线路进行穿刺，负压要保持在 60～100mmHg 的范围内，确保卵泡液的顺利吸引。采用由近及远的顺序穿刺，从靠近阴道壁的卵泡开始，逐一穿刺所有卵泡。每次穿刺后，应彻底清空卵泡液，确认卵泡完全吸尽后再进行下一次穿刺。穿刺针应沿卵泡的最大径线插入，保持针尖处于卵泡的中心，以使卵泡壁围绕针尖塌陷，确保液体的完全排出。操作过程中可适时旋转穿刺针，帮助排空卵泡液，避免卵泡液残留。严格按照顺序进行取卵操作，确保每个卵泡都被处理。

5. 卵泡液收集与送检

所有收集到的卵泡液需立即送至实验室进行拾卵处理。在收集过程中，一侧卵巢的卵泡取尽后，穿刺针应立即进行冲洗，以防卵母细胞残留在针内。取卵时，如果存在囊肿或附件区积液等情况，穿刺完毕后需进行进一步穿刺处理，收集积液或囊肿液，并送至实验室进行检查，确保所有的液体样本都被妥善处理。

6. 术后检查与止血

取卵结束后，应缓慢退回穿刺针，并用 PBS 液再次冲洗针头，确保卵泡液没有残留。术后常规扫查盆腔，观察卵巢内或卵巢旁是否有出血点或积液。必要时，可以使用止血药物或其他措施对出血点进行处理，确保术后无过多出血。通过这种方式，可以有效减少术后并发症，确保患者的安全。

7. 阴道及宫颈检查

缓慢退出阴道探头后，使用窥阴器进行阴道检查，观察阴道壁和宫颈是否有活动性出血现象。如发现出血，可以通过棉纱加力按压止血，或在出血点使用明胶海绵等材料进行止血处理。最后，检查完毕后擦拭宫颈和阴道，确保没有血染。确认手术区域清洁后，退出窥阴器，完成整个手术过程。

六、术后监测

术后需要严密监测患者的体温、血压、呼吸、脉搏、心率的变化。怀疑有出血、脏器损伤的患者，检测其血色素及腹部体征、症状的变化情况。

七、注意事项

1. 术中生命体征监测与患者状态观察

在手术过程中，术者和护理团队应持续关注患者的一般情况，特别是生命体征的变化，包括血压、呼吸、脉搏及意识状态等。任何异常波动，如血压过高或过低、脉搏过快或过慢、呼吸急促、意识模糊等，都应引起高度重视，并立即采取相应措施进行调整和干预，确保患者在手术过程中的安全。

2. 与实验室及时沟通

术中需与实验室密切配合，特别是在抽吸卵泡时，要确保拾卵数量与卵泡数量一致。若发现差异较大，应立即与实验室沟通，查找差异原因。这一过程的精确性直接关系到取卵的成功率，因此操作团队必须及时反馈并根据情况进行调整，避免遗漏或过度操作。

3. 负压和恒温架的稳定性监控

在取卵过程中，手术医生和护理人员要密切关注负压的稳定性以及恒温架的温控情况。负压不稳定或恒温架温度过高/过低可能影响卵泡的吸引效果，进而影响取卵的质量与数量。因此，务必确保设备处于正常工作状态，并及时进行调整，以保证手术的顺利进行。

4. 卵巢深位穿刺与子宫内膜保护

对于双侧卵巢位置较深的患者，取卵时可能会面临穿刺困难的情况，特别是当穿刺针必须穿越子宫肌层时。此时，应尽量避免穿刺子宫内膜，以防对未来胚胎移植造成不利影响。在操作过程中，如果必要，手术团队应评估风险并决定是否放弃部分卵泡的采集，以确保手术安全，避免对子宫造成不必要的损伤。

5. 异常液体处理与设备清洁

在取卵过程中，如遇到抽吸出巧克力囊肿液体或输卵管积水等异常液体，应及时更换试管并冲洗取卵针。这不仅能确保卵泡液的纯净性，还能避免任何可能的污染或交叉污染，有助于保证卵子的质量。

6. 超声解剖图像识别与准确穿刺

手术医生应熟练掌握盆腔解剖结构和超声图像的特征，避免将盆腔血管的横截面误认作卵泡结构。这一技能的掌握对于确保取卵过程的准确性至关重要。如果错误地将血管误判为卵泡，可能会导致误穿刺或未能获取目标卵泡，增加手术的风险。

7. 减少反复穿刺与进针次数

穿刺过程中不宜频繁进针，这不仅增加患者的创伤，还可能导致局部组织损伤或出血。因此，在手术前，通过超声引导设计好穿刺路径，并尽量减少穿刺的次数。合理规划进针方向和路径，可以最大限度地提高操作的精确度，减少不必要的损伤，确保手术的高效与安全。

（李艳辉）

第八节　冻融胚胎移植

一、概述

冻融胚胎移植（Frozen-Thawed Embryo Transfer，FET）作为辅助生殖技术中的关键环节，近年来在临床应用中取得了显著的进展。FET技术通过将新鲜胚胎冷冻保存，在适当的时机解冻后进行移植，不仅提高了单个取卵周期中胚胎的利用率，还有效提升了累积妊娠率，为许多患者提供了更多的生育机会。该技术不仅节省了患者的治疗费用，还通过避免每次治疗周期中卵巢过度刺激的风险，降低了卵巢过度刺激综合征（OHSS）的发生率。

此外，FET技术在生育力保存中的作用也不容忽视，尤其对因疾病治疗（如癌症患者）或其他原因需要延迟怀孕的女性，提供了一种可靠的选择。通过冷冻胚胎，这些女性能够在将来选择合适的时机进行胚胎移植，从而实现生育愿望。随着冻融胚胎技术的不断成熟，尤其是在胚胎冷冻和解冻过程中技术的精细化操作，FET 在辅助生殖技术中的应用愈加广泛，并成为现代生育治疗的重要组成部分。

本节将深入探讨冻融胚胎移植的适应证、禁忌证、临床操作规范和注意事项，为临床医生提供全面的理论指导和实践参考。

二、 FET 的适应证

1. 保存 IVF 周期中多余的可利用胚胎

在体外受精（IVF）周期中，患者可能会获得多个胚胎，其中并非所有胚胎都适合立即移植。对于那些质量较好、未被移植的胚胎，冷冻保存为后续周期使用提供了更多的选择，有助于提高胚胎利用率，并为未来可能需要的治疗提供备选方案。

2. 高风险卵巢过度刺激综合征（OHSS）患者的胚胎冷冻

对于卵巢过度刺激综合征高风险的患者，实施全胚冷冻策略可以避免因过度刺激导致的 OHSS。通过冷冻胚胎并在后期进行解冻移植，可以有效规避 OHSS 的发生，减少并发症，确保患者的身体健康。

3. 胚胎移植时插管入宫腔困难的患者

在一些患者的胚胎移植过程中，可能会由于解剖结构或其他原因导致宫腔插管困难。此时，胚胎冷冻提供了一种灵活的选择，能够延缓移植过程，待适当时机再进行胚胎移植。

4. PGT（胚胎遗传学筛查）后需要等待检查结果的患者

对于进行胚胎遗传学筛查（PGT）以排除遗传性疾病的患者，胚胎冷冻可以为检查结果的等待争取时间。只有在遗传筛查结果合格的胚胎通过解冻后进行移植，从而确保移植成功的胚胎具备较高的健康概率。

5. 接受赠卵者所形成的胚胎

对于接受卵子捐赠的患者，所形成的胚胎通常会被冷冻保存。这不仅确保了胚胎的安全性和完整性，还为患者提供了后续生育的灵活性。冷冻胚胎的技术可确保所有可用胚胎得到最好的保存，以备未来移植。

6. PPOS 方案、黄体期促排卵等方案所形成的胚胎

在使用周期性卵巢刺激（PPOS）方案、黄体期促排卵等治疗方案时，产生

的胚胎通常质量良好，但因治疗周期和内分泌环境的特殊性，可能需要选择冷冻保存。这些胚胎可以在患者身体条件更稳定时进行解冻移植，从而提高妊娠成功率。

7. 子宫内膜生长不良的患者

在 IVF 周期中，如果患者出现子宫内膜生长不良，导致无法在同一周期进行胚胎移植，则可选择冷冻胚胎待以后移植。冷冻胚胎为患者提供了重新评估治疗计划的机会，并确保移植时子宫内膜处于最佳状态。

8. 移植前出现感染或其他内外科合并症的患者

在胚胎移植前，若患者出现发热、严重腹泻或咳嗽等感染症状，或其他严重内外科并发症，胚胎冷冻可以推迟移植时机，待患者身体恢复后再进行移植，减少感染对胚胎的影响，提高成功率。

9. 即将接受化疗、放疗或附件切除手术的患者

对于即将接受化学治疗、放射治疗或附件切除手术等可能影响卵巢功能的患者，冷冻胚胎是一种有效的生育力保存手段。通过冷冻胚胎，患者可以在治疗后恢复卵巢功能或其他健康状况时，重新获得生育的机会，确保其未来有机会拥有自己的孩子。

三、 FET 禁忌证

同 IVF-ET 的禁忌证。

四、 FET 术前准备

冻融胚胎移植（FET）作为辅助生殖技术中的关键环节，子宫内膜的准备至关重要。成功的胚胎移植不仅依赖于胚胎的质量，还受到子宫内膜的状态和生理环境的影响。为了最大限度地提高 FET 的成功率，临床医生需根据患者的个体化情况，选择合适的子宫内膜准备方案。目前，常见的 FET 子宫内膜准备方案包括自然周期方案、激素替代周期方案（Hormone Replacement Treatment，HRT）、促排卵周期方案以及降调节联合激素替代周期方案等，每种方案的选择取决于患者的月经情况、子宫内膜状态、既往治疗反应等多种因素。

1. 自然周期方案

自然周期方案适用于月经周期规律且能够通过监测确认排卵的患者。这类患

者的内分泌水平稳定，卵巢功能正常，因此在不进行促排卵药物干预的情况下，通过自然排卵来准备子宫内膜。治疗通常从月经周期第8～12天开始，通过B超监测卵泡的生长情况，并同时检测血液中的黄体生成激素、雌二醇和孕酮水平。子宫内膜厚度通常在排卵前需要达到至少7mm，才能保证胚胎能够着床。若子宫内膜厚度不足7mm，可以适当补充戊酸雌二醇（1～4mg/d）。当优势卵泡直径小于等于14mm时，B超监测为隔日一次；当卵泡大于等于15mm时，则需要进行每日监测。排卵后的黄体支持可以使用孕酮（如黄体酮注射液、阴道用黄体酮凝胶等）进行，排卵后的第3天进行D3胚胎移植，或排卵后第5天进行囊胚移植。

2. 激素替代周期方案

激素替代周期方案适用于所有FET患者，特别是月经不规律或子宫内膜过薄的患者。这些患者的卵巢功能可能存在问题，或者体内激素水平无法自然调节，因此需要通过外源性激素来调控内膜生长。治疗通常从月经周期或撤退性出血后的第1～第3天开始使用戊酸雌二醇片（如补佳乐，1mg/片）或微粒化17β-雌二醇进行激素替代治疗。根据患者的既往治疗反应及子宫内膜的生长情况，医生会调整药物的剂量和使用方式，通常每日剂量不超过10mg。用药方法可根据患者的情况选择剂量递增方案或固定剂量方案。定期进行B超监测，确保子宫内膜的生长达到要求。一般来说，子宫内膜的厚度需要达到7mm或以上，才适宜进行胚胎移植。若子宫内膜已经达到适宜的厚度，接下来使用孕激素（如黄体酮、地屈孕酮等）进行内膜转化。通常在内膜转化后的第4天进行D3胚胎移植，或在第6天进行囊胚移植。

3. 促排卵周期方案

促排卵周期方案主要适用于月经不规律、排卵障碍或在既往人工周期中对外源性雌激素反应较差的患者。这些患者往往由于内分泌失调或卵巢反应差，导致自然排卵的可能性较低，通常需要通过药物干预来促进卵巢功能。常用的促排卵药物包括来曲唑、促性腺激素（FSH）等，具体的用药方案可以根据患者的个体化情况进行调整（详见本章第一节）。

在促排卵过程中，需要进行细致的监测，确保卵巢的反应符合治疗目标。当监测到优势卵泡直径达到18mm或以上，且血清雌二醇（E2）水平达到150～200pg/mL时，通常会注射尿源性hCG（10000IU）或重组hCG（250μg）来诱导排卵。排卵后，通常安排在第3天进行D3胚胎移植，或者排卵后第5天进行囊胚移植。同时，为确保黄体功能，移植后会给予黄体支持治疗，如黄体酮注射或阴道用黄体酮制剂。

4. 降调节联合激素替代周期方案

降调节联合激素替代周期方案适用于患有子宫腺肌症、子宫内膜异位症、子宫肌瘤、多囊卵巢综合征（PCOS）以及反复种植失败的患者。这些患者通常伴随有内分泌失调或子宫内膜环境异常，需要通过降调节来抑制卵巢过度反应，从而改善子宫内膜的生长条件。

治疗开始时，通常于月经周期的第 2～3 天注射长效 GnRH 激动剂（GnRHa），常用剂量为 3.75mg。根据患者的治疗反应，必要时可以每 28 天再次注射 1～5 次。长效 GnRHa 的使用能够抑制体内的促性腺激素分泌，降低卵巢对外源性激素的敏感性，避免卵巢过度反应或卵泡提前排出。在最后一次注射长效 GnRHa 后的 28 天，患者开始接受外源性雌激素治疗，这一阶段的治疗方案与激素替代周期方案类似，旨在促进子宫内膜的生长，为胚胎移植创造最佳的着床环境。

五、注意事项

对于月经周期规律的患者，采用自然周期方案进行子宫内膜准备具有显著优势。该方案避免了使用外源性雌激素，能够使子宫内膜的生长保持接近自然的生理状态，不会干扰患者的月经周期。同时，由于没有使用过多的药物干预，后期的黄体支持用药量相对较低，从而减少了药物依赖和副作用。这些优势使得自然周期方案在适合的患者中得到广泛应用。然而，这一方案并不适用于月经不规律、排卵障碍或卵巢储备低下的妇女。此外，即便在月经周期规律的患者中，也有 5% 的周期因无优势卵泡发育或提前排卵而被迫取消 FET。因此，虽然自然周期方案具有一定的优点，但其应用仍然受到一定限制。

另一方面，激素替代周期方案由于能够更好地适应不同患者的卵巢功能，并且在时间安排上较为灵活，因此在 FET 的子宫内膜准备中同样得到了广泛应用。通过外源性雌激素的补充，能够有效地促进子宫内膜的生长，特别是对于月经不规则、排卵障碍或卵巢功能减退的患者来说，激素替代周期方案提供了一种有效的治疗选择。然而，由于患者在此周期中没有黄体形成，后期的黄体支持治疗用药量较大。尽管阴道给药或皮肤贴药可减轻注射带来的不适，但仍然可能存在一定的依从性问题和不便。

因此，在临床实践中，子宫内膜准备方案的选择应根据患者的具体情况进行个体化定制。无论是自然周期方案还是激素替代周期方案，最终的目的是为胚胎种植提供一个高容受性的子宫内膜，从而提高 FET 的妊娠率和成功率。

（胡芳）

第九节　冻融卵子体外受精与胚胎移植

一、概述

卵子冷冻与复苏技术自1986年世界首例冻融卵子婴儿诞生以来，已取得显著进展，成为人类辅助生殖技术中的重要组成部分。卵子冷冻不仅为女性提供了生育力保存的途径，也为不孕不育治疗、卵巢功能受损的患者提供了新的希望。随着冷冻技术的不断改进和优化，冻融卵子的体外受精-胚胎移植（IVF-ET）技术也逐渐成熟，并在全球范围内广泛应用。

美国生殖医学会在2013年发布的指南中指出，成熟卵子的冷冻已经不再仅限于实验研究阶段，而是成为临床实践中的常规技术。我国部分生殖医学中心也在逐步开展冻融卵子体外受精-胚胎移植的临床应用，标志着卵子冷冻技术在生殖医学领域的广泛应用和不断发展。

卵子冷冻技术由于卵子结构的特殊性，其技术难度高于胚胎的冷冻和复苏。近年来，通过对冷冻试剂配方的不断调整，以及采用卵胞浆内单精子注射（ICSI）等新技术，冻融卵子的临床结局有了显著改善。卵子冷冻的方法主要有慢速冷冻法和玻璃化冷冻法，其中玻璃化冷冻法由于其较高的冷冻效率和更好的复苏效果，成为目前临床上更为常用的技术。

随着低温生物学研究的不断进展，卵子冻融技术也取得了长足的进步。目前，卵子冻融后的复苏率已达到90％以上，受精率可达到80％左右，种植率介于17％～41％，而单次移植后的临床妊娠率则为36％～61％。这些成果表明，冻融卵子技术不仅能够有效保存女性的生育力，还能提供与新鲜卵子相似的成功率。

二、冻融卵子的适用对象

冻融卵子体外受精与胚胎移植技术的适用对象主要包括：

1. 接受性腺毒性治疗的癌症患者

许多癌症治疗（如化疗和放疗）可能导致卵巢功能受损，甚至导致不孕。卵子冷冻为这些患者提供了生育力保存的机会，使其在治疗后仍然能够拥有生育的可能。此外，患有其他高风险疾病（如自身免疫性疾病、遗传性疾病等）并且治疗可能影响卵巢功能的患者，也可通过卵子冷冻来保存生育能力。

2. 需要预防性卵巢切除的患者

对于因疾病（如卵巢癌等）或遗传性因素（如 BRCA 基因突变）需要进行卵巢切除的患者，卵子冷冻可为其提供生育保障。通过冷冻卵子，患者在手术后可通过体外受精技术进行怀孕。

3. 精子供给不足的患者

对于一些患者，尤其是在取卵当天因多种原因无法提供足够精子的情况，冻融卵子技术可作为补救措施。通过冷冻卵子，能够在不影响生育机会的前提下，为后续的胚胎移植提供备选卵子。

4. 法律、宗教或伦理限制下的患者

一些地区的法律、宗教或伦理规定不允许进行胚胎冷冻。在这些情况下，使用卵子冷冻技术为患者提供生育机会，避免了因相关法规限制而丧失生育权。这类患者通过冻融卵子移植技术可以在不违反法律或伦理的前提下提高怀孕机会和累计妊娠率。

5. 社会因素导致的生育延迟

随着社会发展，许多女性因职业发展、教育进修或经济条件等原因，选择推迟生育。卵子冷冻技术为她们提供了生育力保存的手段，使其能够在适当的时间选择怀孕，避免随着年龄增长而导致卵巢储备减少和生育力下降。

6. 卵母细胞库的建立

冻融卵子技术也可用于卵母细胞库的建立，为需要捐卵的患者提供卵子来源。通过卵子捐赠，可以帮助有生育需求的女性实现怀孕，特别是在那些自身卵巢储备不足的情况下。

此外，卵子冷冻技术在一些特殊的临床场景下也发挥着重要作用。对于卵巢低反应的女性，通过多次卵巢刺激收集卵子，能够有效积累卵子，提高治疗的效率和成功率。

需要特别注意的是，根据我国《人类辅助生殖技术规范》的规定，"禁止给单身妇女实施人类辅助生殖技术"。因此，我国冻融卵子 IVF-ET 技术的临床应用主要集中在以下两个方面：一是作为 IVF 取卵日男方取精失败的补救措施；二是通过捐赠卵子建立卵母细胞库，为需要使用卵子捐赠的患者提供生育帮助。

综上所述，冻融卵子技术不仅为癌症患者及卵巢功能受损的女性提供了生育力保存的机会，也为因社会、法律、伦理等因素无法进行胚胎冷冻的群体提供了

切实的帮助，成为辅助生殖技术领域的重要手段。

三、禁忌证

冻融卵子体外受精-胚胎移植技术在应用过程中有一定的禁忌证，主要包括以下两类：

（1）禁止用于商业目的的冻融卵子体外受精-胚胎移植　根据我国《人类辅助生殖技术规范》规定，冻融卵子技术不得用于商业化目的，亦不可因其他非医学需要而进行卵子冷冻与胚胎移植。这一规定旨在保障患者的生育权，防止辅助生殖技术被滥用或用于不符合伦理标准的情况。

（2）其他与 IVF 相同的禁忌证。

四、术前准备

冻融卵子体外受精与胚胎移植的临床准备主要是患者的子宫内膜准备，其具体处置方案详见本章第八节。

五、注意事项

1. 冻融卵子体外受精胚胎移植的安全性

冻融卵子体外受精（IVF-ET）涉及对女性进行控制性卵巢刺激以获取可冷冻的卵子，这一过程可能伴随一些并发症，如卵巢过度刺激综合征（OHSS）、卵巢扭转、卵巢出血等（见第四章第一节）。此外，由于许多接受冻融卵子 IVF-ET 治疗的女性选择推迟生育，年龄可能对母婴健康产生一定影响。尽管目前的研究表明，相较于自然妊娠，冻融卵子 IVF-ET 所生育的子代在染色体异常或显著生长发育缺陷方面的风险并未增加，但冻融卵子技术涉及的生育年龄较大，因此其对子代健康的长期影响仍需通过更大样本和更长时间的随访研究进一步验证。尤其是在冷冻卵子技术应用日益广泛的背景下，长期的随访将有助于更全面地了解冻融卵子与新鲜卵子在遗传、发育和健康方面的潜在差异。

2. 冻融卵子体外受精胚胎移植的成功率

目前关于冻融卵子与新鲜卵子在发育潜力上的研究存在一定分歧。部分研究认为，玻璃化冷冻技术处理后的卵子在某些情况下发育潜力可能低于新鲜卵子，但也有研究表明，玻璃化冷冻卵子的发育潜力与新鲜卵子相当。冻融卵子 IVF-

ET 的成功率一般通过"每卵活产率"和"每活产所需卵子数"来评估，后者也被认为是衡量冻融卵子技术效能更为合理的指标。研究表明，采用玻璃化冷冻技术的卵子，其每卵活产率约为 5.9%～6.4%。在不同年龄段的女性中，冻融卵子的活产概率有所差异。例如，Goldman 等通过建模预测，对于年龄分别为 34 岁、37 岁和 42 岁的女性，如果冷冻 20 个成熟卵子，预计她们至少有一个活产的机会分别为 90%、75% 和 37%。若目标是使活产率达到 75%，那么 34 岁、37 岁和 42 岁的女性分别需要冷冻 10 个、20 个和 61 个成熟卵子。另有研究显示，对于因年龄增长或患其他疾病（非癌症）而选择冻融卵子的女性，至少需要 810 个冷冻卵子才能实现活产。这些研究结果表明，冻融卵子 IVF-ET 的成功率受多种因素的影响，包括女性年龄、卵子质量及冷冻方法等。

总之，尽管冻融卵子技术在生育力保存及助孕领域取得了显著进展，但其成功率和安全性仍受到多重因素的制约，未来随着技术的不断发展与优化，冻融卵子的临床应用将进一步成熟，为更多女性提供高效、可靠的生育选择。

（胡芳）

第十节　囊胚培养

一、概述

人类胚胎在受精后的发育过程经历了从受精卵到囊胚的多个阶段。在胚胎发育的第 5 至第 6 天，胚胎逐渐形成一个中央腔隙，成为囊胚。囊胚的结构和功能特点在胚胎学上具有重要意义，其中内细胞团位于胚胎的一侧，这部分细胞会最终发育成胎儿的各个组织和器官；而沿透明带内壁排列的较小细胞群体则成为滋养层细胞，负责支持胚胎的外部结构及胎盘的形成。这一过程被称为"囊胚培养"，即将受精卵从卵裂期胚胎培育至囊胚阶段。

随着生殖医学技术的迅猛发展，囊胚培养已经从技术难题转变为临床实践中的常规操作。序贯培养液的商业化和胚胎培养技术的不断优化，使得囊胚培养成为一种可靠且高效的胚胎培养方案。如今，许多辅助生殖中心已经将囊胚移植作为常规操作，选择在第 5～第 6 天进行胚胎移植，认为这一方法能够更好地筛选出质量较高的胚胎，从而提高临床妊娠率和出生健康婴儿的概率。

囊胚移植的优势主要体现在胚胎发育潜力的提升和对子宫内环境的适应性增强。由于囊胚处于较为成熟的发育阶段，其细胞质量相对较高，且在体外培养过程中已经经历了自然选择，这有助于提高植入的成功率。相比之下，卵裂期胚胎虽然同样有可能成功着床，但囊胚更具备较强的生命力和发育潜力，能够更好地适应母体的环境。

然而，尽管囊胚移植具有上述优势，与卵裂期胚胎移植相比，其是否能够显著增加健康婴儿的出生概率，仍然是当前研究的焦点问题。一方面，囊胚移植可能通过提高胚胎选择的精确度，减少了低质量胚胎的移植机会，从而降低了流产风险并提高了妊娠的质量；另一方面，囊胚移植也面临着技术操作的挑战，包括胚胎培养过程中可能出现的胚胎损伤、胚胎冻存及复苏过程的影响等。因此，如何平衡囊胚移植的优势与可能带来的风险，以及如何在临床实践中优化囊胚培养的条件，仍然是生殖医学领域需要持续探讨的问题。

二、囊胚期移植的优势

1. 囊胚培养移植更符合生理状态

在自然生理状态下，胚胎在输卵管内发育至第 5～6 天才成为桑椹胚或囊胚，并随后进入子宫进行着床。卵裂期胚胎在移植后过早进入子宫，往往与子宫内膜的发育时机不匹配。此时，子宫内膜尚未达到最佳接收状态，胚胎需要在宫腔内继续发育 2～3 天才能开始着床。而宫腔内环境与输卵管环境有较大差异，可能不利于胚胎的早期发育。相比之下，囊胚移植通过延长胚胎在体外发育的时间，能够使胚胎进入子宫时，子宫内膜已经进入最佳着床时期，从而增加胚胎着床的成功率。

2. 囊胚培养移植有利于选择高发育潜力胚胎

卵裂期胚胎的基因组尚未启动转录，胚胎的发育主要依赖卵母细胞所储存的营养物质。因此，卵裂期胚胎的形态学评分虽然能反映部分胚胎质量，但其发育潜能的预测能力有限。随着胚胎发育至囊胚阶段，基因组开始激活，胚胎的发育潜力得以更清晰地展示。这一阶段的胚胎通过基因组的转录活化，能够更有效地区分发育潜力高低的胚胎，为选择高质量胚胎提供了更精准的依据。

3. 囊胚培养移植可能有助于减少移植胚胎数量

在卵裂期胚胎阶段，虽然形态学评分能够反映出一定的胚胎质量，但很多"可移植"胚胎并不具备足够的着床及后续发育潜能。为了提高妊娠率，许多中心往往选择 2～3 枚胚胎进行移植，导致多胎率较自然妊娠显著升高，从而增加妊娠期并发症及新生儿缺陷的发生。囊胚培养使得胚胎发育更为充分，实验室能够评估胚胎的发育潜力并选择最优胚胎进行单囊胚移植。这种方式不仅能保证较高的妊娠率，还能有效降低多胎妊娠率及其相关风险。

研究表明，在预后较好的患者中，单囊胚移植的活产率仅比双囊胚移植低约10％，但双胎率却显著降低（下降约47％）。此外，回顾性分析发现，选择性单囊胚移植能够显著减少双胎率（1％对44％；2％对25％），同时妊娠率几乎没有影响（65％对63％；63％对61％）。在供卵受者中，单囊胚移植与双囊胚移植的活产率分别为64％与74％，但双胎率显著降低（2％对54％）。因此，在预后良好的患者中，选择性单囊胚移植不仅能显著降低多胎妊娠率，而且能够维持较为接近的妊娠率和活产率。

4. 囊胚培养移植自然淘汰遗传异常胚胎，降低 PGT 成本及胚胎损伤

囊胚培养过程中，染色体或基因组异常的胚胎常因发育潜能较差而自然停止发育，从而进行"自然淘汰"。虽然这种筛选机制并不完全可靠，但仍然能够有效减少遗传异常胚胎的移植，尤其在反复种植失败的患者中，囊胚培养已成为一种常用的选择。此外，在进行胚胎遗传学筛查（PGT）时，将胚胎培养至囊胚阶段后再进行活检和诊断，能够显著降低卵裂期胚胎活检带来的损伤。此方法不仅淘汰了发育潜能较低的胚胎，还减少了可供活检的胚胎数量，从而有效降低了患者的经济负担，这也是目前多数生殖中心在 PGT 筛查中采用的策略。

5. 囊胚培养移植拥有更高的种植率和活产率

与卵裂期胚胎相比，囊胚由于其非整倍性率较低，并且发育与子宫环境的同步性较好，因此具有更高的种植潜力。多项研究和临床试验表明，囊胚移植可显著提高种植率和活产率，尤其在预后较好的患者中，囊胚移植表现出明显的优势。尽管在高龄女性和反复种植失败等高风险人群中，囊胚移植在临床妊娠率和活产率方面有一定提升，但相关研究结果尚未显示统计学上的显著差异。因此，仍需通过更多的研究来进一步验证单胚胎移植、累积妊娠率及 PGT 筛查对患者最终妊娠结局的影响。

三、囊胚期移植的不足

1. 囊胚培养移植可能无可移植胚胎

对于部分患者，尤其是获卵数较少或预后不佳的个体，囊胚培养过程中可能会出现所有胚胎发育停滞，导致无法获得可移植的囊胚。虽然研究正在深入进行，旨在寻找能够准确鉴别具备发育潜能的胚胎的特异性指标，但目前已有的临床和周期因素，如患者年龄、卵泡数量、受精技术等，已被发现与囊胚发育相关。然而，仍缺乏通过多个独立医疗机构研究验证的预测模型，且目前尚无前瞻

性的检验性研究。此外，延时摄影（Time-lapse）技术已被证实能有效预测哪些卵裂期胚胎可能发育为囊胚，尽管这一技术的成本限制了其普及。非侵入性胚胎选择技术，如代谢组学和蛋白质组学，也在不断探索中，有望优化胚胎选择过程。这些新兴工具可能进一步帮助 IVF 患者选择是否进行囊胚移植。

2. 囊胚培养移植可能增加单卵双胎率

关于囊胚移植后单卵双胎的风险是否增加，研究结果存在一定争议。尽管大部分研究表明，与卵裂期胚胎移植相比，囊胚移植后的单卵双胎发生率略有增加，但绝对风险的增幅非常小（约为 2.09% 与 2.8%）。有研究认为，囊胚移植与卵裂期胚胎移植在单卵双胎的发生率上并无显著差异。值得注意的是，囊胚移植后的单卵双胎率在过去 10～15 年中已出现明显下降。单卵双胎的具体发生机制尚不完全明确，可能与囊胚的培养过程、不同培养系统对透明带的影响及胚胎孵出过程的差异等因素相关。为避免不必要的风险，临床中应告知患者，虽然囊胚移植可能增加单卵双胎率，但这一增加的绝对值极为有限。

3. 囊胚培养移植可能影响性别比例

研究表明，相较于自然受孕或卵裂期胚胎移植，囊胚移植后男性后代的比例更高（约 54.9%～56.8%）。这一现象被认为与雄性胚胎在发育过程中可能表现出的更快发育速度有关，胚胎学家倾向于选择发育更好的囊胚进行移植。然而，受精方式的不同也可能影响性别比例。例如，通过单精子注射（ICSI）方式受精的胚胎，其男性后代的比例相较于传统 IVF 方式有所降低。尽管现有数据支持囊胚移植可能与男性性别比的增加相关，但在 ICSI 后男性性别比的降低仍需进一步研究明确其机制。

4. 新生儿结局

多胎妊娠往往增加母婴的发病风险，而囊胚培养通过选择性单胚胎移植，可以显著降低多胎妊娠的发生。一些研究表明，尽管增加的绝对风险较小，但在调整多胎因素后，囊胚移植出生的新生儿存在轻微的早产（<37 周）和先天性发育异常的风险。这些风险的轻度增加，其临床意义和具体原因尚不完全明确，可能与患者的选择性囊胚培养及相关的培养条件有关。同时，部分解释可能与男性胎儿的比例增加及其与早产的关系相关。虽然这一领域仍存在争议，但也有研究认为，囊胚培养可能通过基因表达或表观遗传的变化影响后代的健康。培养过程中使用的培养基成分和浓度的不确定性也引发了一些担忧。因此，必须尽力标准化培养条件，并持续评估培养时间对后代健康的潜在影响。

5. 冻存复苏效果

囊胚的冻存和复苏效果长期以来被认为不及卵裂期胚胎，这曾是制约囊胚培养技术广泛应用的瓶颈。然而，随着玻璃化冷冻技术的进步，这一问题已基本得到解决。大多数研究表明，玻璃化冷冻技术显著提高了囊胚解冻后的复苏率和种植率，同时也改善了出生结局。虽然囊胚培养的患者可以冷冻保存的胚胎数量少于卵裂期胚胎移植患者，但不同生殖中心之间通过囊胚冷冻保存获得的妊娠率有所差异。因此，各生殖中心应结合患者的具体情况与需求，制定完善的剩余囊胚冷冻保存策略。值得注意的是，累积活产率是评估周期结局的最佳标准，因此应重视囊胚冷冻保存策略的整体效率，确保提供最优的治疗方案。

四、囊胚培养的临床策略

根据 2018 年 ASRM 的囊胚培养观点，囊胚培养技术已成为体外受精（IVF）治疗中的一项重要策略。以下是基于现有文献和 ASRM 建议的临床策略，并结合最新研究进一步拓展的内容：

1. 预后良好的患者（年龄 38～40 岁，卵巢储备功能好，获卵数 8～10 枚，卵裂期高评分胚胎数 4～6 枚），囊胚培养可提高活产率

囊胚培养在预后良好的患者中可显著提高活产率。研究表明，年龄较小、卵巢储备较好的患者在经过卵裂期胚胎培养并达到囊胚阶段后，因囊胚具有更高的发育潜力，其移植后活产率相较卵裂期胚胎移植更为优越。此外，卵巢储备较好的患者通常能获得更多高质量的胚胎，这使得囊胚培养成为提高治疗效果的有效途径。近年来，随着冷冻技术和培养液的改进，囊胚培养技术也在这些患者中得到了广泛的应用。

2. 鉴于囊胚的高种植率，建议选择性单囊胚移植以最大限度地减少多胎妊娠率

囊胚由于其更高的发育潜力和更好的子宫环境同步性，相较卵裂期胚胎，其种植率和活产率更高。因此，在囊胚移植中，选择性单囊胚移植成为降低多胎妊娠风险的主要策略。研究显示，选择性单囊胚移植不仅能够减少双胎率，还能维持较高的妊娠率，且相较于传统的双胚移植，其活产率的差异较小。为了进一步优化临床结果，多个 IVF 中心都已实施单囊胚移植作为标准治疗方案，特别是在预后良好的患者中。

3. 对于胚胎反复种植失败的患者，囊胚培养可以对胚胎进行二次筛选，进而减少因胚胎发育潜能低下导致的失败次数

对于经历多次胚胎移植失败的患者，囊胚培养为胚胎提供了进一步筛选的机会。囊胚阶段的胚胎经过基因组活化后，其发育潜力得到了更为准确的展示，能

够有效区分具有低发育潜能的胚胎，从而避免因胚胎质量不佳导致的种植失败。囊胚培养能够筛选出发育更为完善的胚胎，提高了妊娠率和活产率，特别对于反复种植失败的患者，囊胚移植成为提高成功率的有效选择。

4. 对于 PGT 患者，建议囊胚培养后再进行胚胎活检，以减少经济成本及胚胎损伤

基因筛查（PGT）是目前 IVF 治疗中的重要环节，能够筛查出遗传异常的胚胎，减少遗传病的传递风险。研究表明，将胚胎培养至囊胚阶段再进行 PGT 活检，比在卵裂期进行活检可以减少胚胎的损伤并提高 PGT 的准确性。囊胚阶段的活检可以有效减少受损胚胎的数量，同时选择性地保留发育潜力较好的胚胎进行移植。此外，囊胚移植后，通过降低需要进行 PGT 的胚胎数量，能够显著降低患者的经济成本。

5. 与卵裂期胚胎冷冻保存相比，囊胚培养可减少冷冻保存胚胎数

囊胚培养能够有效减少需要冷冻保存的胚胎数量。研究发现，囊胚阶段的胚胎通常在移植前经过筛选，只有发育潜力较高的胚胎才被冷冻保存。因此，囊胚冷冻保存不仅有助于减少患者未来冷冻胚胎的数量，还能提高冷冻胚胎的质量和解冻后的复苏率。与卵裂期胚胎相比，囊胚冷冻保存后的妊娠率也更高。多项研究表明，囊胚冷冻保存能够确保在后续周期中获得更好的临床结果，特别是在优化患者的冷冻胚胎库时具有重要意义。

6. 对于预后不良的患者（高龄、卵巢储备功能差、获卵数少、高评分胚胎数少），囊胚培养并不能增加累积活产率，不建议行囊胚培养

虽然囊胚培养在大多数患者中显示出显著的优势，但对于预后不良的患者（例如高龄、卵巢储备差、卵裂期胚胎数量和质量较差的患者），囊胚培养并未显著提高累积活产率。研究发现，在这些患者中，囊胚移植并未表现出与卵裂期移植相比的显著改善，甚至可能由于卵子的发育潜力较低，导致囊胚培养的成功率较低。因此，对于这些患者，卵裂期胚胎移植可能是更为适宜的选择。

7. 在体外预测卵裂期胚胎能否培养成囊胚的指标仍有待确定

尽管已有一些研究探索了卵裂期胚胎是否能够成功发育为囊胚的预测因素（如胚胎形态学评分、患者的年龄、激素水平等），但目前尚未建立完善且标准化的预测模型。延时摄影技术（Time-lapse）作为一种潜在的预测工具，已被证明能够更准确地识别出可能发育为囊胚的卵裂期胚胎，然而，由于其高成本和技术限制，尚未在临床中普及应用。因此，进一步的研究仍然需要明确这些预测指标，尤其是在个体化治疗中如何根据这些指标优化囊胚培养方案。

8. 虽然存在争议，但囊胚培养和移植可能与单卵双胎、性别比失衡、新生儿不良结局的风险轻微增加有关

尽管囊胚移植在提高成功率方面表现出明显的优势，但也有研究表明，囊胚移植可能与单卵双胎、性别比失衡以及新生儿不良结局的轻微增加相关。部分研究发现，囊胚移植后男性后代的比例更高，这可能与选择性移植发育更好的胚胎有关。此外，囊胚培养可能影响胎儿的发育，虽然增加的风险很小，但在选择移植策略时应谨慎评估。对于存在这些潜在风险的患者，医生应在治疗前与患者充分沟通，并提供适当的指导，确保患者知情同意。

总之，囊胚培养技术已经在体外受精（IVF）治疗中得到了广泛应用，并成为许多 IVF 中心的标准治疗方案。尽管囊胚培养具有提高活产率、降低多胎妊娠风险等诸多优点，但对于预后不良患者，其效果并不显著。此外，囊胚培养和移植可能带来一些潜在的风险，尤其是涉及多胎妊娠、性别比失衡等问题。因此，在临床实践中，囊胚培养的使用应根据患者的个体情况和临床背景做出综合评估，确保治疗效果的最大化，并尽可能减少潜在风险。

（胡芳）

第十章

辅助生殖技术相关
并发症及处理

第一节　卵巢过度刺激综合征

一、概述

卵巢过度刺激综合征（ovarian hyperstimulation syndrome，OHSS）是与控制性卵巢刺激相关的并发症，特征为血管通透性增加、体液从血管内转移到第三间隙。严重的 OHSS 可能导致胸腔积液、肝肾功能损害、血栓形成等危及生命的状况，甚至需要终止妊娠。预防和及时有效的诊疗是避免出现严重后果的重要措施。

二、诊断标准

（一）临床表现

典型的症状为在促排卵药物注射后出现腹胀和腹部不适，出现腹水，全身或局部水肿。部分重度患者出现胸闷气促、不能平卧、尿少、血液浓缩呈高凝状态。卵巢呈不同程度增大，个别患者继发卵巢蒂扭转或破裂，可出现剧烈腹痛。病情进展可导致器官功能衰竭、血栓形成及脱落、出现栓塞症状。体征包括体重增加、腹部膨隆、腹围增大、下腹部压痛，以及出现胸、腹水征。根据症状出现的时间不同可将患者分为早发型 OHSS 和晚发型 OHSS，早发型 OHSS 症状在 hCG 注射后 9 天内出现，多与促排卵相关；晚发型 OHSS 多发生在 hCG 注射 9 天后，与早期妊娠产生内源性 hCG 有关，临床症状更为严重。OHSS 是一种自限性疾病，通常 14 天内自行缓解，若合并妊娠，则病程会延长，症状也较严重。诊断依据包括促排卵病史，结合腹痛腹胀、体重增加和尿少等症状，以及卵巢增大、腹水征等。

（二）OHSS 的分类

OHSS 的严重程度决定治疗方案，具体分类是必要的。2016 年美国生殖医学会 OHSS 防治指南中的分类方法，临床指导意义较高，可作为临床诊治依据（表 10.1）

表 10.1　2016 年美国生殖医学会 OHSS 分类方法

OHSS 分度	临床特征	实验室检查
轻度	腹胀/腹部不适、轻度恶心/呕吐，轻度呼吸困难、腹泻、卵巢增大	无明显异常
中度	轻度 OHSS 症状，超声提示腹水	红细胞压积＞41%，白细胞＞15×10^9/L
重度	轻、中度 OHSS 症状，有腹水的临床表现，胸水、严重呼吸困难，少尿/无尿，顽固性恶心、呕吐	红细胞压积＞55%，白细胞＞25×10^9/L，肌酐清除率＜50mL/min，肌酐＞1.6mg/dL，血钠＜135mmol/L，血钾＞5mmol/L，肝酶升高
极重度	低血压或低中心静脉压，胸腔积液/大量积水，体重增加＞1kg/24h，极重度晕厥、严重腹痛，静脉栓塞、动脉血栓、血栓形成，严重少尿、急性肾功能衰竭，心律失常、心包积液，成人呼吸窘迫综合征	上述重度 OHSS 中的实验室指标加重

（三）鉴别诊断

注意与取卵后腹腔内出血、卵巢肿瘤、异位妊娠、卵巢蒂扭转及卵巢黄体破裂等疾病相鉴别，同时要警惕 OHSS 有发生卵巢蒂扭转或破裂的风险。

三、评估及准备

（一）沟通内容

入院立即与患者本人及家属沟通病情，告知 OHSS 严重程度、治疗方法、可能风险等，并签字。谈话模板如下：

卵巢过度刺激综合征可能发生多浆膜腔积液，必要时需抽胸腹水治疗；可能出现低蛋白血症，治疗过程中需要白蛋白治疗；若病情加重，可能发生血液浓缩、肝肾功能损害、血栓形成、心肺功能障碍等，严重则危及生命。妊娠状态加重病情，治疗时间长，随时可能因各种原因发生胚胎停育、难免流产，必要时须终止妊娠。双侧卵巢增大，可能出现卵巢蒂扭转或卵巢破裂；腹痛加剧，可能出现腹腔内出血、感染，甚至危及生命，必要时须急诊手术探查。

OHSS 对辅助生殖技术助孕结局的影响至今仍存在争议。有研究发现 OHSS 患者的子宫内膜上雌激素受体、同源框基因 *HOX10*、白血病抑制因子比非 OHSS 表达高，提示 OHSS 患者的子宫内膜容受性更佳，故 OHSS 的着床及妊娠率更高。而 Mahajan 等则认为 OHSS 引起全身炎症反应影响胚胎着床。

Delvigne 等研究认为 OHSS 患者体内雌/孕激素比例改变，且 OHSS 患者的胚胎质量较差，流产率增加。另有研究显示，OHSS 患者 D-二聚体升高，而高凝状态是复发性流产的诱因。此外，多囊卵巢综合征是导致 OHSS 的高危因素，而 PCOS 患者自身因激素水平紊乱导致黄体功能不足，亦容易导致流产。有研究发现 OHSS 患者血液浓缩，发生妊娠期高血压疾病、妊娠期糖尿病的风险增高，原因可能是 hCG 激活 RAS 引起大量炎性因子释放，改变血流动力学、血液浓缩、增加血栓风险，导致胎盘血液循环不良。另有研究发现，重度 OHSS 的早产率升高、低出生体重儿发生率增加，可能也与上述因素导致的胎盘发育异常有关。因此对于妊娠合并 OHSS 患者，妊娠期需要加强监护。

（二）辅助检查

入院急查血常规、尿常规、肝肾功能、电解质、凝血功能、D-二聚体、血 hCG、心电图、妇科彩超，重者须查胸水 B 超、心脏彩超。1～3 天后酌情复查以上项目。每日测量体重、腹围、24 小时尿量、生命体征。

四、治疗流程

OHSS 预防和治疗同等重要，是避免严重后果的重要措施。此处重点讨论治疗方法。

（一）扩容治疗

静滴万汶 500mL/日，保持胶体渗透压。重度 OHSS 时，可先补充 1000mL 生理盐水，补液后若尿量＜50mL，HCT 未恢复正常，可静滴万汶 500mL/日。少尿时静滴多巴胺 0.18mg/（kg·h）用以扩张肾静脉和增加肾血流。如血容量未纠正前，或血液浓缩、低血压、低钠血症时禁用利尿剂。

白蛋白具有增加胶体渗透压，结合血管内皮生长因子的作用，故曾被认为具有减轻 OHSS 症状的作用。但毛细血管通透性增加时，分子质量小于 100kDa 的蛋白分子可通过血管内皮间隙渗漏到第三间隙，故白蛋白只有短时扩容效果，因此不首选白蛋白扩容治疗。值得注意的是，白蛋白属于血液制品，使用时有引起过敏反应或传播疾病的风险。有综述总结了 9 个随机对照研究，羟乙基淀粉比白蛋白具有更好的预防 OHSS 的作用，且白蛋白注射有降低妊娠率的倾向。

（二）抗凝治疗

血液高凝状态时，可给予克赛 0.4mL 皮下注射，每日 1～2 次；或使用阿司匹林 25mg，每日 3 次，预防血栓形成。超促排卵可导致血小板过度刺激，而阿司匹林可以抑制这种作用，在大样本随机对照试验中，阿司匹林可降低重度 OHSS 风险。一旦诊断血栓形成，应绝对卧床、联系血管外科会诊，溶栓治疗或置入滤网，防止血栓脱落导致重要脏器栓塞。对于未妊娠的妇女，OHSS 治愈后可停用低分子肝素；但对于妊娠妇女，需延长低分子肝素使用时间，以预防血栓。

（三）促性腺激素释放激素拮抗剂

取卵后给予促性腺激素释放激素拮抗剂，能有效降低雌激素水平，阻断 OHSS 发展，并降低血清 VEGF，可能原因为导致黄体分解，使卵巢中 VEGF 的分泌减少。有研究发现，对有 OHSS 早期症状的患者给予促性腺激素释放激素拮抗剂，无 1 例发展为重度 OHSS。用法：思则凯 0.25mg/d，视病情停药。可能妊娠患者不推荐使用。

（四）溴隐亭

溴隐亭为多巴胺受体激动剂，通过阻断血管内皮生长因子受体 2 的磷酸化及减少 VEGF 的产生，使血管通透性降低，进而预防 OHSS 发生。Spitzer 等发现对 44 例高危 OHSS 患者给予溴隐亭，仅 4 例发生了中度 OHSS，无一例发生重度 OHSS。用法为每日 2.5mg 塞肛，可持续使用 16 天。可能妊娠患者不推荐使用。

（五）糖皮质激素及其合成的衍生物

对血管平滑肌细胞中 VEGF 基因表达有抑制作用，通过抑制血管舒张和防止血管通透性的增加，抑制炎症反应及防止水肿形成，减轻 OHSS 症状。有研究对 OHSS 高风险患者给予糖皮质激素治疗，发现 OHSS 发生率显著降低。用法为地塞米松 0.75mg/d，视病情停药。可能妊娠患者不推荐使用。

（六）芳香化酶抑制剂

来曲唑（LE）可阻断雌激素的产生，降低机体雌激素水平，从而减轻

OHSS症状。有研究发现，来曲唑可阻断90％以上的雄激素向雌激素转化。取卵后给予来曲唑 2.5mg/d，视病情停药。可能妊娠患者不推荐使用。

（七）肝功能障碍

高雌激素水平和血管渗透性增加，以及IVF-ET后常规给予孕激素进行黄体支持，可导致肝细胞功能下降和胆汁淤积。对重度OHSS患者应注意监测肝功能，一旦发现肝功能障碍，注意护肝治疗，以防止进一步发展为肝功能衰竭。

（八）肾功能障碍

血容量严重不足加之张力性腹水可致肾灌流下降，引起肾前功能障碍，重者导致无尿、高血钾和尿毒症。严重OHSS少尿者，可在补充血容量的前提下，静脉给予多巴胺 0.18mg/(kg·h) 扩张肾血管，增加肾血流。若低血容量、血液浓缩、低血压或低钠未纠正的情况下，应禁用利尿剂。当红细胞压积＜0.38仍持续少尿时，可考虑静推呋塞米 10～20mg，及时复查红细胞压积，必要时可隔4～6h重复使用一次。一旦发生肾功能衰竭，应尽早行血液透析治疗。

（九）循环衰竭

大量的体液外渗可导致有效循环血容量不足，严重胸、腹水加重循环负担，如并发心包积液可引发循环衰竭。应在补充胶体和晶体溶液、纠正低血容量、降低血管渗透性、维持血管内有效渗透压的同时，穿刺引流胸、腹水，降低胸、腹压，以改善循环状况，恢复心功能。

（十）穿刺引流胸、腹水或心包腔积液

OHSS患者经上述系统治疗后仍有大量胸、腹水，并引起严重不适或疼痛，特别是发生张力性腹水，压迫肾脏使肾静脉回流受阻，使得肾功能受损（血肌酐浓度升高或肌酐清除率下降），以及升高膈肌使肺功能受损（呼吸困难、低氧分压）。此外，张力性腹水与同时发生的胸水一同导致心输出量降低影响心功能。B超引导下穿刺引流胸、腹水，既可以迅速缓解症状，又可保护呼吸、循环及肾功能。如果需要多次穿刺，可以使用留置引流管持续放液。有研究对65例早发型重度OHSS患者分组，发现相对于穿刺次数在3次以内的患者，穿刺3次以上的患者妊娠率更高，且流产率更低。因此门诊穿刺放腹水可作为治疗OHSS的有效方法（B级证据）。

注意事项：术中应注意心率、血压，如情况稳定，一次可放液 3000mL；术

后给予抗感染、白蛋白、利尿治疗。次日复查实验室指标。白蛋白浓度低于30g/L，可给予20%白蛋白每日100～150mL，并根据实验室指标调整用量。

（十一）卵巢蒂扭转

OHSS患者卵巢不规则增大，密度不均匀，导致各极质量差异，加之大量腹水致局部空间增大，使得增大的卵巢或附件活动范围增大，体位改变易引起卵巢或附件扭转。卵巢或附件发生不全扭转时，多可自行复位，但若卵巢或附件扭转时间较长，引起血栓形成或坏死时，需行患侧附件切除术。

（十二）终止妊娠

由于妊娠可加重OHSS症状，延长病程，当极严重的OHSS患者合并妊娠，经上述积极处理仍不能缓解症状和恢复重要器官功能（如急性呼吸窘迫综合征、肾衰或多脏器衰竭等）时，必须及时终止妊娠。告知患者，下次妊娠前需特别警惕OHSS，配合医生采取有效预防措施。

（十三）妊娠合并OHSS的治疗

对于妊娠合并OHSS，应认识到此类患者病程更长，病情更重，治疗药物的选择应注意其安全性。扩容仍是首要治疗措施，静滴万汶500mL/日，保持胶体渗透压。重度OHSS时，可先补充1000mL生理盐水，补液后若尿量＜50mL，HCT未恢复正常，可静滴万汶500mL/日。对于有高凝状态或血栓高危因素患者预防性使用低分子肝素，并适当延长使用时间。当出现大量胸腹腔积液时，可在超声引导下行穿刺术。妊娠合并OHSS患者更易发生流产，故应加强保胎治疗及胎儿情况的监测。当上述保守治疗仍不能缓解病情时，应及时终止妊娠。

五、随访及助孕治疗

患者出院时，应嘱其1周后门诊复查，复查指标包括B超、血常规、肝肾功能、凝血功能、D-二聚体等项目。如无明显好转，需再次复诊。再次助孕治疗，应选择在出院后第二次月经来潮时，进行血常规、肝肾功能、凝血功能、D-二聚体、妇科彩超检查，必要时需查胸水B超、心脏彩超。各项指标恢复正常，方可再次助孕，反之酌情顺延至下月。

（胡芳）

第二节　取卵后腹腔内出血

一、概述

阴道超声引导下穿刺取卵术是体外受精-胚胎移植（IVF-ET）技术中卵子获取的首选方法，取卵过程中可能会伤及宫颈及阴道壁微小血管和盆腔静脉丛，导致阴道出血，还可能出现穿刺盆腔大血管或者其他盆腔脏器导致出血、卵巢穿刺针眼或卵泡腔出血导致腹腔内出血，此外穿刺经过膀胱可能导致膀胱出血，常见的出血并发症主要包括阴道出血和腹腔内出血两种。出血后的应急处理以及对严重出血的及时评估诊断治疗尤为重要。

二、诊断标准

（1）阴道出血　肉眼可见阴道壁/宫颈的穿刺针眼有活动性出血。

（2）腹腔内出血

① 轻度出血诊断标准：取卵术后盆腔内发现新生成的液体，血压和心率稳定，止血治疗 2h 后盆腔液体未增多，且深度<6cm。

② 重度出血诊断标准：红细胞比容、血红蛋白浓度、血压均下降，盆腔液体深度>6cm。

（一）症状

取卵术后 24h 内出现弥漫性腹痛、腹胀、恶心、呕吐、长时间虚弱（超过 1h）、里急后重、头晕，甚至晕厥等。

（二）体征

轻度出血患者血压稳定，严重出血患者常出现面色苍白、呼吸加快、心动过速、血压下降。

（三）辅助检查

（1）血常规　随出血量增加，血红蛋白呈现进行性下降；合并凝血功能障碍者可见血小板浓度降低。

（2）盆腔超声　可见盆腹腔新增的液性暗区。临床上常参考超声下盆腹腔液性暗区估计腹腔内出血量。严重腹腔内出血盆腔液性暗区深度大于轻度出血者。但有时盆腹腔液体量与估计出血量差异很大，提示有局部或弥漫性凝血块形成，超声提示的盆腹腔液性暗区不能准确评估出血量，应根据患者的症状、体征、血红蛋白的变化来综合判断出血量。

（3）CT　可检查是否有腹腔内出血，不是常规的检查方法。

（4）CTA　为选择性血管造影检查，对于盆腔血管损伤的患者可迅速有效地进行放射诊断和治疗，特别是隐蔽性出血在外科干预有限的情况下，微导管、覆膜支架技术等可以立即控制出血并最终保护器官和血管。

（5）其他检查　如果初步检查不能确定有盆腹腔液体，但患者症状较重，怀疑有取卵术后腹腔内出血，可以腹腔镜或开腹探查明确诊断。

（四）手术指征

如果出现进行性血红蛋白和血压下降，应在监测生命体征、卧床休息、补充血容量、抗休克治疗的同时，立即行腹腔镜或开腹探查术

三、评估及准备

（一）评估与沟通

（1）对于高危人群，如有既往盆腹腔手术史、取卵史、偏瘦的多囊卵巢综合征、凝血系统障碍人群术前进行充分的出血风险及脏器损伤风险告知，同时告知患者关于出血并发症的早期迹象。

（2）对于凝血系统障碍人群，告知其术前血液科就诊，评估取卵手术的出血风险，请血液科协助诊治，必要时取消手术计划。

（3）对于高危人群，常规告知其取卵术后 2 小时复查盆腔常规超声检查。

（二）人员准备

对于高危人群，请有经验（实施取卵术＞250 例）的医生实施手术或进行监督。

（三）物品及器械准备

无菌纱布、阴道缝合包、血压计、扩容输液备用的输液器等输液相关物品、心电监护仪。

（四）药品准备

输液备用的生理盐水、急救相关药品。

四、治疗流程

（一）阴道出血

（1）轻微的阴道出血通常会自发止血或可通过局部压迫止血，若压迫止血无效，可用无菌纱布填塞止血。

（2）极少数患者术后阴道或宫颈裂伤需要手术缝合止血。

（二）腹腔内出血

1. 保守治疗

对于病情稳定患者，优先考虑保守治疗。在严密监测病情变化下，立即建立静脉通道，给予止血、补液、预防感染等对症支持治疗，并加强心电监护，做好术前准备。

2. 手术治疗

对于保守治疗失败患者（在保守治疗过程中出现进行性血压下降、进行性血红蛋白下降等情况），立即在监测生命体征、补充血容量、抗休克治疗的同时，尽快行腹腔镜或开腹手术治疗。多数患者经腹腔镜下电凝止血和缝合止血可达到良好效果，如卵巢出血仍无法制止，可考虑对卵巢进行楔形切除或全切除手术。

五、随访及助孕治疗

目前关于腹腔内出血后的随访、胚胎移植或再次辅助生殖助孕间隔时间尚无统一共识，对于原计划行新鲜胚胎移植的周期，需在移植前一日进行常规超声检查，必要时联合血常规、凝血功能及激素水平检测进行多维度评估。若评估显示存在新鲜胚胎移植禁忌，应终止新鲜移植方案，实施全胚冷冻保存。冻融胚胎移植或二次助孕的时机及准入标准同常规周期，需依据患者内分泌状态、子宫内膜准备情况及全身状况综合判定合适时机。

（胡芳）

第三节　取卵后膀胱损伤

一、概述

取卵后膀胱损伤为超声监视下取卵术常见的手术并发症，多表现为血尿、排尿困难、尿潴留等，经膀胱冲洗治疗后多可自愈。由于膀胱与女性内生殖器毗邻，若盆腔粘连，卵巢位置改变，穿刺取卵过程中可能不可避免出现损伤。取卵后膀胱损伤的发生率尚缺乏大样本的统计数据，多为单中心个案报道。

二、诊断标准

取卵术后患者出现血尿，行膀胱冲洗确诊为膀胱内出血。

取卵术后出现尿潴留，膀胱超声提示膀胱内强回声光团，怀疑膀胱积血或膀胱内血块。

三、评估与准备

（一）评估

（1）取卵术中操作困难，穿刺距离膀胱较近或难以避免穿过膀胱时，术后需复查膀胱超声了解是否存在膀胱损伤。

（2）术后关注关注小便自解情况，有小便不畅或尿潴留表现需及时复查膀胱超声。

（3）患者诉小便带血需引起重视，复查膀胱超声以明确是否有取卵后膀胱损伤。

（二）沟通

（1）取卵术前向患者告知取卵术常见的并发症，取卵术中发现膀胱和卵泡解剖关系密切，则再次向患者交待取卵术后关注小便情况，以便及时发现取卵术后的膀胱损伤。

（2）取卵术后患者有特殊不适需及时了解情况，必要时超声复查，明确病因。

（三）准备药品及材料

抗生素，导尿包。

四、治疗流程

（一）取卵术中发现膀胱和卵巢解剖关系密切，则需重点关注

（1）取卵术前10分钟嘱患者尽可能排空膀胱。术中尽可能调整穿刺取卵的位置，尽可能避开膀胱。

（2）膀胱和卵巢解剖关系密切，实在无法避开，穿刺取卵前再次和患者沟通取卵手术可能伤及膀胱，嘱患者取卵术后多饮水，密切关注小便情况。

（二）取卵术后患者出现血尿或尿潴留症状，需及时检查，明确病因

（1）行阴道超声检查，检测膀胱内是否有强回声光团，膀胱壁是否有明确的水肿。

（2）行妇科检查排除阴道穿刺点出血可能。

（3）怀疑取卵术后膀胱损伤患者收入院治疗。

（三）怀疑取卵后膀胱损伤患者入院后，根据病情的严重程度给予相应的处理

（1）患者无明显肉眼血尿且无排尿困难者则入院后给予抗炎治疗，密切关注患者病情变化。

（2）患者有明显的血尿，入院后上尿管，给予膀胱冲洗。若24h后尿色好转，则给予密切观察。24h后尿色无明显改善，则复查血常规，若血红蛋白下降20g/L以上则联系泌尿外科会诊，必要时行膀胱镜下止血术。

（3）伴有尿潴留或排尿困难者需及时行膀胱超声检测，判断是否有膀胱内血凝块形成，上尿管给予膀胱冲洗，并请泌尿外科会诊，必要时行膀胱镜清除血凝块，并留置尿管密切观察。

（四）患者膀胱冲洗液无明显肉眼血尿后撤除留置导尿，观察患者小便情况，无明显症状则可办理出院

五、随访及助孕治疗

取卵后发现膀胱损伤患者新鲜周期不移植，行全胚胎冷冻。

患者治疗出院后于月经经期第2~3天再次来院，若有胚胎冷冻，根据患者超声情况确定解冻移植方案，行解冻移植。

（胡芳）

第四节　多胎妊娠及减胎术

一、概述

随着辅助生殖技术（ART）的迅速发展，尤其是体外受精（IVF）和诱导排卵治疗的广泛应用，多胎妊娠的发生率显著升高。多胎妊娠，尤其是高序多胎妊娠，虽能提供更多的怀孕机会，但相较于单胎妊娠，其母婴并发症的风险也显著增加。这些风险包括早产、围产期死亡、呼吸道和胃肠道并发症、感染、远期神经功能损害等，严重影响母婴健康。因此，合理控制多胎妊娠的发生，成为临床医学中亟待解决的问题。

理想的情况是通过科学合理控制促排卵和胚胎移植过程，最大程度地避免多胎妊娠的发生。对于接受诱导排卵治疗的女性，若监测到超过3枚优势卵泡（卵泡直径≥14mm），应考虑取消本周期治疗并严格避孕，以防止多胎妊娠的发生。同时，随着辅助生殖技术的不断进步，体外受精-胚胎移植的临床妊娠率已可达到50%左右，移植胚胎数的合理控制成为减少多胎妊娠的有效措施。目前，推荐移植胚胎数不超过2个，并鼓励选择性单胚胎移植，以降低多胎妊娠的发生率。

然而，在不可避免的情况下，一旦多胎妊娠发生，多胎减胎术（Multifetal Pregnancy Reduction，MPR）作为一种有效的临床手段，能够显著降低多胎妊娠所带来的风险，并为母婴提供更好的预后。多胎减胎术通过选择性减少部分胚胎的数量，旨在降低妊娠并发症的发生率，改善妊娠结局。

本章将详细探讨多胎减胎术的适应证、操作技术以及并发症管理，为临床医务人员提供更加科学和规范的指导。

二、多胎减胎术的适应证

根据 2003 年修订并实施的《人类辅助生殖技术规范》，我国明确要求：多胎妊娠的减胎手术必须在具备选择性减胎条件的专业机构进行。对于发生多胎妊娠的患者，必须采取减胎措施，以避免双胎妊娠，并严禁三胎及以上妊娠分娩。目前多胎减胎术的适应证主要包括：

（1）对于自然妊娠或通过辅助生殖技术助孕的三胎及以上多胎妊娠患者，必须进行减胎。建议根据患者具体情况将妊娠数减少至单胎或双胎，避免发生三胎或以上的分娩；对于双胎妊娠的患者，应详细告知其可能面临的风险，并建议进行减胎。

（2）对于产前检查发现存在遗传性疾病、染色体异常或胎儿结构畸形的多胎妊娠，必须实施减胎术。

（3）早期诊断为多胎妊娠时，通常建议减胎，但在某些特殊情况下，如夫妻一方有染色体异常、曾经有畸形儿分娩史或孕妇年龄较大等，减胎可延迟至妊娠中期，根据产前诊断的具体情况决定。

（4）对于高龄孕妇、疤痕子宫、子宫畸形、宫颈机能不全等多胎妊娠患者，应考虑将妊娠数减少至单胎，以降低并发症风险。

（5）孕妇如合并高血压、糖尿病等慢性疾病，应考虑减少为单胎妊娠，以降低妊娠期并发症的发生概率。

三、多胎减胎术的禁忌证

（1）孕妇若存在急性器官系统感染，尤其是泌尿生殖系统感染，应避免进行减胎手术。

（2）对于先兆流产的孕妇，在选择减胎时应谨慎，需权衡风险后决定最佳时机。

四、多胎减胎术的手术操作流程

1. 术前检查

（1）孕妇一般情况好，无各种急性感染存在，阴道无急性炎症。

（2）术前行白带常规、血常规、凝血功能、肝功能等检查。

（3）术前向患者家属及患者本人交待各种术后并发症，要求夫妇双方同时签署手术同意书。

2. 多胎减胎术的治疗原则

（1）多胎减胎术一般不需要麻醉，对于部分过度紧张的女性可在减胎术前半小时给镇静剂；术中加强阴道宫颈消毒。

（2）原则上减至1~2胎，对于单卵双胎者，建议减单卵双胎至单胎。

（3）穿刺妊娠囊的选择　综合下述因素选择减灭目标妊娠囊：①选择有利于操作的妊娠囊；②选择含最小胚体的妊娠囊；③选择靠宫颈的妊娠囊。

（4）一经确诊多胎妊娠，应尽早实施减胎术。保留双绒毛膜双胎为宜，不宜保留单绒毛膜双胎。

3. 多胎减胎术的手术操作方法

对于妊娠7周前的多胎妊娠可用单纯胚胎组织抽吸法，妊娠7~9周者可采用抽吸联合药物注射或机械绞杀胚胎，妊娠9周以上者可采用药物注射法，妊娠12周以上可用经腹注射法。

（1）抽吸胚芽法　确定穿刺针进入胚芽后，先加负压至300mmHg，如穿刺针塑料导管内无任何吸出物，进一步证实针尖位于胚芽内，可短时进一步加负压至500~600mmHg，可见胚芽突然消失，妊娠囊略缩小，此时应立即撤除负压，避免吸出囊液。检查穿刺针塑料导管内有吸出物，并见有白色组织样物混于其中，提示胚芽可能已被吸出。将吸出物于解剖显微镜下观察，可见胚胎的体节结构，表明胚胎已部分或全部被吸出。

（2）超声引导机械胎心穿刺毁胎法　在超声引导下，经阴道壁、子宫壁刺入胎体胎心搏动处，并来回移动针尖反复穿刺心搏处，见胎心搏动消失后，再持续观察1分钟，然后将针尖退出胎体、胚囊及子宫。术毕10分钟及30分钟再分别观察两次心搏情况。

（3）药物注射法　用氯化钾注射穿刺针刺入胎心搏动处，注入10%氯化钾0.5~2mL，至胎心停搏，观察5min后出针。

对于第一次减胎失败的，可于3天后再次行减胎术。对于有先兆流产症状的多胎妊娠者，可在阴道流血减少或停止1周左右实施减胎术。

4. 术后注意事项

术后适时使用镇静剂、抗生素、止血剂；术后24小时复查B超，确定减胎术的效果及宫腔内是否有出血等；分别于术后第1、7、30天行阴道B超检查，直到胚胎发育未见异常为止。

五、多胎减胎术的相关并发症及防治

1. 出血

多胎减胎术（MPR）需要在超声引导下进行，使用 16～22G 穿刺针刺入胚胎的胎心。在手术操作过程中，如果发生血管损伤，可能仅会出现外出血，严重时则可能导致内出血。患者可能出现腹痛、腹胀、肌紧张等腹膜刺激症状，甚至出现失血性休克，表现为头晕、面色苍白、四肢厥冷等。如果出现腹膜后血肿，通常症状不明显，容易漏诊。

在进行多胎减胎术时，必须特别注意避开血管区域。必要时，需通过探头纵横探查，以明确是否存在血管断面影像。手术中应精确设计进针路径，避免穿刺针多次进出子宫，且穿刺针的直径应尽量小。对于阴道壁出血的患者，应首选局部压迫止血。如果怀疑有腹膜后出血或血肿且生命体征不稳定，需立即进行开腹或腹腔镜手术探查，清除血肿并实施压迫止血。对于大出血导致休克的患者，应立即吸氧、建立静脉通道，并密切监测血压、脉搏、呼吸、神志、体温及 24 小时液体出入量等指标。与此同时，注意保暖，并适当使用抗生素以预防感染。

2. 感染

在进行多胎减胎术时，必须严格遵循无菌操作原则，合理使用抗生素以预防感染。术前应做好充分准备，并对穿刺点及外阴、阴道进行彻底消毒，尤其对于术前已有阴道出血的患者，应提前应用抗生素预防感染。

术后如果出现发热、白细胞升高等症状，应警惕感染的可能。临床表现可能包括发热、头痛、持续性下腹疼痛、下腹压痛、反跳痛及肌紧张等腹膜刺激症状。血常规检查可见白细胞计数升高，超声检查可能显示盆腔积液等异常。如发生感染，应及时合理应用抗生素，并加强支持治疗。

在减胎操作过程中，需特别注意选择合适的穿刺位置，以降低感染风险。对于多绒毛膜妊娠，通常选择最接近子宫前壁且操作最为方便的胎儿进行减胎。

3. 妊娠丢失

多胎减胎术最常使用经腹路径进行操作。也可以应用经宫颈或经阴道路径，但与经腹路径相比，传统的氯化钾注射减胎通常适用于多绒毛膜胎盘形成的情况，并且胎儿间没有血管交通。如果两个胎儿共用一个循环，注射毒素减少其中一个胎儿后，毒素可能进入另一个胎儿的循环，导致其死亡。此外，存活的胎儿可能会通过血管失血至死亡胎儿，进而引发存活胎儿的急性血液动力学改变。因此，单绒毛膜多胎不应通过氯化钾注射进行减胎，需选择其他方法以降低流产风险。

多胎减胎术的操作技术已经较为成熟。早期和中期妊娠进行减胎的流产率大致相同，最低为5.4%。不过，流产率的高低与操作者经验、起始胎儿数及最终胎儿数等因素密切相关。妊娠丢失的主要原因包括所减胎儿坏死物质的释放、感染、多胎妊娠的影响及患者的心理压力等。因此，术前应充分告知患者，术后要积极保胎。如出现流产或早产迹象，应及时卧床休息，对症治疗，以提高胎儿存活率。

如果可能，采用更加微小的操作器械并尽量缩短手术时间，可能有助于降低早产和流产的风险。

4. 脏器损伤

无论是经阴道还是经腹进行多胎减胎术，都应特别注意防止损伤膀胱、肠管、输尿管及血管等重要器官。在手术前，必须熟悉盆腹腔的解剖结构以及相关脏器的超声影像，以确保手术过程中尽量避免这些器官的损伤。

若在多胎减胎术中发生肠管损伤，患者可能会出现持续或逐渐加重的腹膜刺激症状，伴随恶心、呕吐、严重的发热，超声检查可能显示盆腔积液、肠管蠕动亢进等表现。在这种情况下，应禁食禁饮，并进行对症处理。如果症状加重或出现典型体征，应考虑进行手术治疗。

如果膀胱或输尿管发生损伤，患者通常会表现为腹痛，并且疼痛可能放射至腰部，伴随发热、排尿困难、血尿等，严重时甚至出现失血性休克。体格检查可能会发现典型的腹膜刺激症状，并且导尿时可能见到大量血尿和血块。结合盆腔超声、核磁共振检查，必要时可以进行静脉肾盂造影，以协助诊断。如果确诊为膀胱或输尿管损伤，应立即应用抗生素预防感染，并根据需要放置尿管或输尿管支架；在必要时，可能需要手术修复。

5. 凝血功能障碍

多胎减胎术后，可能会发生凝血功能异常。死亡胎儿释放大量凝血活性物质，可能引发胎儿血管栓塞综合征，进而导致血栓形成及弥漫性血管内凝血（DIC）。与单胎妊娠死亡不同，在多胎妊娠中，死亡胎儿的胎盘血管闭塞及胎盘表面纤维素的沉积，可以有效阻止凝血酶的释放，从而降低凝血障碍的发生风险。有研究显示，多胎减胎术（MPR）不会影响妊娠晚期胎儿纤维连接蛋白检测的有效性。目前尚无证据表明MPR直接导致DIC，但仍需定期监测凝血功能和血常规，及时发现和预防DIC的发生。

6. 其他并发症

体外受精与胚胎移植的其他并发症，有卵巢过度刺激综合征、感染、出血、损伤周围脏器、血栓形成等。

（李艳辉）

第五节　异位妊娠

一、概述

异位妊娠（Ectopic Pregnancy，EP）是指受精卵在子宫体腔以外着床，为妇产科常见急腹症之一。其在早期妊娠妇女中的发生率为 2%～3%，是导致早孕期孕产妇死亡率第一位的疾病。近年来，随着辅助生殖技术（ART）的广泛应用，临床上 EP，尤其是特殊类型 EP（如宫角妊娠、宫内合并宫外孕）的发生率显著增加。EP 治疗分为期待疗法、药物治疗和手术治疗三种方法。调查资料显示，随生育年龄推迟及我国生育政策调整，多数异位妊娠患者是未曾生育或有强烈生育需求的人群，异位妊娠患者治疗后生育管理日益受到关注和重视。本节将对异位妊娠的诊疗过程进行归纳总结。

二、诊断标准

根据停经、阴道流血、腹痛、休克等表现基本可以临床诊断。EP 辅助检查首选为超声检查，其典型超声表现：①子宫内未见妊娠囊，内膜增厚；②宫旁一侧见边界不清、回声不均的混合性肿块，有时宫旁肿块内可见妊娠囊、胚芽及原始心管搏动；③直肠子宫陷凹有积液。妊娠试验阳性，但 HCG 值往往低于正常宫内妊娠。腹腔穿刺可抽出不凝血，但抽不出血液也不能排除异位妊娠。诊断困难时可考虑腹腔镜检查、子宫内膜病理检查，或密切随访，动态观察。

三、异位妊娠的治疗

根据病情缓急，结合 β-HCG 值、超声结果及患者生育需求，采取相应治疗措施。

1. 期待疗法的适应证

① 生命体征平稳，疼痛轻微，出血少；

② 随诊可靠；

③ 无输卵管妊娠破裂证据；

④ 血 β-hCG＜1000IU/L 且继续下降；

⑤ 输卵管妊娠包块直径＜3cm 或未探及；

⑥ 无腹腔内出血。

2. 药物治疗适应证

① 无药物治疗的禁忌证；

② 输卵管妊娠未发生破裂或流产；

③ 输卵管妊娠包块直径≤4cm；

④ 血 β-hCG＜2000U/L；

⑤ 无明显内出血。

3. 手术治疗

分为保守手术和输卵管切除手术，腹腔镜手术是手术治疗的金标准术式，一般采用腹腔镜输卵管切除术（切除部分或全部受影响的输卵管）或腹腔镜输卵管切开取胚术（移除异位妊娠灶，保留输卵管）。经腹手术适用于生命体征不稳定、有大量腹腔内出血、腹腔镜检查中视野受限者。

（1）手术治疗适应证包括

① 生命体征不稳定或腹腔内出血征象；

② 诊断不明确；

③ 异位妊娠进展（血 β-hCG＞3000IU/L 或持续升高，有胎心搏动，附件区大包块）；

④ 随诊不可靠；

⑤ 药物治疗禁忌或无效。

（2）手术治疗禁忌证　患者生命体征平稳，无或仅有少量内出血、无休克、病情较轻的病人，如有以下情况，考虑暂缓手术：

① 体温达到或超过 37.5℃者；

② 急性或亚急性生殖道炎症，生殖器活动性结核；

③ 尚处于各种急性传染病或慢性传染病急性发作期；

④ 合并各种内外科疾病，难以耐受手术操作者；

⑤ 术前检查明显异常，需术前纠正者。

四、术前评估

（一）术前检查

（1）病史采集　详细询问月经、婚育史、停经史、手术史、过敏史、既往病史（如盆腔炎、子宫内膜异位症、不孕症等）。

（2）查体及全身状况评估　包括一般情况检查，详细记录体温、血压、脉搏、呼吸；妇科检查：阴道出血、宫颈举痛、子宫及双附件压痛及反跳痛。

（3）彩色多普勒超声　评估附件包块大小及陶氏腔积液量，为制定合适治疗方案提供依据。

（4）合并症病情评估　治疗前要充分评估相关合并症，例如血液、循环、内分泌等系统疾病，并请相应科室会诊处理。

（5）术前检查　血尿常规、凝血四项、肝肾电糖、输血前检查、血 hCG、心电图、血型、胸片等，结果无明显异常方可手术，备血，必要时提前联系输血科。

（二）沟通内容

告知患者及家属，异位妊娠随时可能发生妊娠破裂、腹腔内大出血、失血性休克、DIC、多器官功能衰竭，严重时危及生命，必要时需急诊手术，甚至切除子宫，丧失月经及生育能力。

1. 期待治疗

严密监测生命体征，监测血 β-hCG 值，观察腹痛及腹腔内出血情况，如腹痛加剧、腹腔内大出血等危及生命，需急诊手术；在观察过程中具体根据 hCG 结果，附件包块大小和盆腔内出血情况制定治疗方案。

2. 药物治疗

妊娠部位在宫外给予化疗杀胚，存在化疗失败可能。血 hCG 持续不降或下降缓慢，需要追加化疗或者手术。化疗可能存在肝功能损伤、胃肠道反应、化疗失败等情况；在化疗过程中，随时可能发生腹痛加剧、腹腔内包块破裂、阴道出血增加等情况，血压下降、失血性休克等征象，必要时需急诊手术。化疗保守治疗成功后也会再次发生异位妊娠，需借助辅助生殖技术帮助妊娠。

3. 手术治疗

明确诊断，了解附件包块及盆腔情况后行腹腔镜手术，不排除术中无法发现病灶可能；术后监测 hCG 变化，如持续性异位妊娠，仍需结合化疗，也有可能二次手术。术中切除患侧输卵管可致卵巢早衰、不孕，术后需借助辅助生殖技术妊娠。

（三）药品及器械

准备甲氨蝶呤（MTX）、四氢叶酸钙、腹腔镜及操作器械、清宫包。

五、手术流程

（一）期待治疗

患者知情同意。根据病情，随访血清 hCG 时间间隔为 2～7d，直至非孕状态。血清 hCG 水平呈下降趋势是期待成功的预测指标。如果随访期间患者出现明显腹痛，血清 hCG 持续上升或血清 hCG 水平大于 2000IU/L，则需进一步治疗。

（二）药物治疗

目前报道有 3 种 MTX 治疗方案：①单剂量方案；②二次剂量方案；③多剂量方案。肌注 MXT 后，如果血 hCG 下降超过 15%，则表示治疗成功；下降小于 15%，则重复治疗；血 hCG 处于平台期或上升，则说明化疗失败，考虑更换治疗方案。

① 单剂量方案 MTX 第 1 天单一剂量肌注 $50mg/m^2$，于第 4、7 天监测血 hCG。

② 二次剂量方案 MTX 第 1 天：第一次剂量肌注 $50mg/m^2$；第 4 天：MTX 第二次剂量肌注 $50mg/m^2$，于第 4、7 天监测血 hCG。

③ 多剂量方案 第 1、3、5、7 天各肌注 1mg/kg MTX；第 2、4、6、8 天间隔给予肌注 0.1mg/kg 四氢叶酸。肌注 MTX 当天测血 hCG，持续监测直至血 hCG 较前一次下降 15%。

（三）腹腔镜下输卵管切除术

① 麻醉成功，取膀胱截石位，常规消毒、铺巾；

② 取脐上缘切口，置入 Trocur，充入 CO_2，建立人工气腹，置镜，全面探查；

③ 吸尽陶氏腔积血并计量，分离粘连，充分显露病灶；

④ 提起患侧输卵管伞端，超声刀沿输卵管走行，凝切输卵管系膜达输卵管根部，切除输卵管，双极电凝止血；

⑤ 常规清理腹腔，检查创面无活动性出血；

⑥ 清点器械无误，消除气腹，常规关腹，术毕；

⑦ 标本剖视，检查有无绒毛样组织。标本经家属过目后送病检。

六、术中评估

术中注意监测患者生命体征及预防相关并发症的出现，如损伤、过量出血等。术中评估腹腔出血量、异位妊娠位置和类型以及子宫双侧附件情况。

七、术后随访及助孕治疗

（一）术后随访

术后每周测血 β-hCG，直至降为非孕状态。定期复查超声。

（二）宫角妊娠的手术治疗及术后再次开始怀孕的时机

宫角妊娠是指胚胎种植在接近子宫与输卵管开口交界处宫角部的子宫腔内妊娠，是子宫特殊部位妊娠，是"异位妊娠"的一种。

1. 分型

按照孕囊生长趋势，宫角妊娠可以分成两种类型。Ⅰ型：孕囊绝大部分在宫腔内生长，宫角部外凸不明显，子宫角部肌层破裂风险低，妊娠或可至中晚期。Ⅱ型：孕囊主要向宫角外生长，宫角部有明显外凸，子宫角部肌层破裂和大出血风险高。

2. 治疗

Ⅰ型宫角妊娠的患者强烈要求继续妊娠时，应详细告知患者及家属妊娠期间可能发生的风险，并严密监测孕囊的生长趋势，注意宫角处肌层的厚度及宫角膨隆外凸的情况，注意是否存在胎盘植入或早剥等，必要时可尽早终止妊娠。Ⅰ型宫角妊娠的患者要求终止妊娠时，由于妊娠囊大部分在宫腔内，可以采用负压吸引术或药物流产。

Ⅱ型宫角妊娠早期，孕囊较小时，可在超声或宫内可视系统监视下试行"定点清除式"负压吸宫术，必要时在腹腔镜监视下清宫。腹腔镜手术治疗宫角妊娠多见于以下情况：①妊娠囊造成宫角明显凸起，难以经阴道及宫腔内处理，可采用腹腔镜下宫角切开取胚术；但妊娠 12 周以上的宫角妊娠患者，因大出血风险大，建议行开腹手术。②腹腔镜监护下行负压吸宫术或宫腔镜手术，一旦术中出现宫角处穿孔，立即行手术修补。

3. 宫角妊娠术后再次妊娠时机

2020 年中国宫角妊娠诊治专家共识指出：宫角妊娠行药物流产或负压吸宫的患者应避孕半年后再妊娠，而宫角妊娠行宫角切开或切除的患者应严格避孕 2 年后再妊娠。

（三）宫内合并宫外孕的治疗原则

宫内合并宫外孕也叫复合妊娠（HP），指一个或多个孕囊在宫腔内发育的同时存在其他一个或多个孕囊在宫腔外发育，即两个不同的植入部位同时妊娠的多胎妊娠状。

HP 治疗目前尚无临床诊治指南或共识，但 HP 早期诊断和处理是必要的，以避免异位妊娠破裂、大出血等危及孕产妇生命的严重并发症的发生。文献报道大多数病例可以通过腹腔镜手术切除患者输卵管，保持宫内胎儿继续妊娠，术后予黄体酮等保胎治疗，可达到满意妊娠结局。但必须告知患者及家属存在 HP 手术后胎儿流产率高的风险。

（四） EP 术后助孕治疗

文献报道期待治疗、药物治疗和手术治疗对异位妊娠患者治疗后自然宫内妊娠率、输卵管通畅率、重复性异位妊娠等影响相似。输卵管切除术可能影响卵巢血供，继而降低卵巢功能，而 MTX 化疗可损伤卵巢储备功能，降低后续生育率，且 MTX 治疗后半年内的生殖毒性仍存在，故 2016 年 RCOG/AEPU 指南指出对于 EP 术后拟接受助孕治疗患者，不推荐 MTX 化疗治疗 EP。

（胡芳）

第六节　子宫附件扭转

一、概述

子宫附件扭转是指卵巢和（或）输卵管沿骨盆漏斗韧带及卵巢固有韧带轴线

发生的解剖学变位，位居妇科急腹症第 5 位。子宫附件扭转可发生于任何年龄段女性，诊治延误可能会导致女性生殖及内分泌功能不同程度的受损乃至丧失，应及早做出诊断并进行治疗。51％的附件扭转病例中伴有附件组织病理学改变，卵巢肿块是最常见原因，多为卵巢囊性成熟性畸胎瘤和卵巢滤泡性囊肿，非妊娠期患者中以卵巢成熟性畸胎瘤最为常见，妊娠期患者则以黄体囊肿最常见。卵巢恶性肿瘤发生蒂扭转的概率较低，不足 2％。

二、手术治疗适应证

卵巢囊肿蒂扭转为妇科急腹症，怀疑为卵巢囊肿蒂扭转的患者即有急诊手术适应证。对于年轻、有生育要求的患者尽量行保留卵巢的手术，保留卵巢的手术适应证包括：

① 卵巢非赘生性囊肿发生蒂扭转；

② 卵巢良性肿瘤并发蒂扭转；

③ 卵巢冠囊肿合并蒂扭转。

三、手术治疗禁忌证

卵巢囊肿蒂扭转为急诊手术，无明显手术禁忌证。对于需保留卵巢的卵巢囊肿蒂扭转手术，手术禁忌证包括：

① 卵巢囊肿扭转继发严重感染；

② 扭转侧卵巢恶性肿瘤；

③ 一般状况差，心、肺等脏器存在严重功能障碍。

四、术前评估

术前结合患者的临床表现，结合相关体检及辅助检查，并进行相关急腹症的鉴别诊断，全面评估患者的病情。

（一）临床症状

最常见为腹痛，疼痛可发生于剧烈运动、撞击后，也可见于创伤或医源性操作（如妇科检查）诱发。初始为下腹部或盆腔突发性单侧（局限性）疼痛，疼痛性质可为突发持续性剧烈疼痛、间歇性绞痛或逐渐加重的疼痛。患者多采取被动体位，难以直立行走，患侧卧位后症状或可减轻。在不完全性扭转的情况下，扭转的附件可自然复位，突发疼痛逐渐消退，或表现为症状不典型的慢性腹痛，再次扭转时则表现为慢性腹痛基础上疼痛加剧，可同时伴有急性恶心、呕吐。

（二）体格检查

主要表现为局限性腹部压痛，部分患者存在腹膜刺激症状，触诊时可扪及腹部肿块。妇科双合诊或肛诊可能触及附件区包块，也可因附件坏死继发感染和发热。任何年龄段女性因下腹部疼痛就诊时，首诊医师都应考虑到附件扭转可能，以免延误诊治。

（三）辅助检查

目前尚缺乏特异性指标，主要用于鉴别诊断。

（1）血液指标检查　育龄期女性应检测绒毛膜促性腺激素，以便与妊娠相关性疾病鉴别。卵巢恶性肿瘤标志物如肿瘤糖类抗原 125（CA125）、肿瘤糖类抗原 19-9（CA19-9）、肿瘤糖类抗原 153（CA153）、肿瘤糖类抗原 72-4（CA72-4）、人附睾蛋白 4（HE4）、甲胎蛋白（AFP），如若术中或术后意外发现为恶性肿瘤，可作为疾病随访、预后判定的指导。20%～62%患者白细胞计数轻度升高 [(10.3～17.6)×10^9/L]。炎症标志物 CRP、红细胞沉降率（ESR）可表现异常。扭转发生 2 小时后可检测出血清 D-二聚体升高。

（2）超声是首选影像学检查手段　附件血管蒂发生部分或完全扭转，静脉回流受阻，卵巢淤血水肿，体积增大；动脉血供阻断，造成缺血坏死伴有渗出。当同时探及到卵巢不对称性增大（直径>4cm）、卵巢间质强回声并水肿、盆腔游离液性积液时，应高度警惕扭转可能，附件区正常多普勒血流供应不能作为排除依据。如果附件扭转暂时自行复位或仅为部分扭转或动脉灌注未受波及时，可能表现正常血流。

（3）CT 鉴别非妇科疾病因素如胃肠道和泌尿系统疾病引起的急性腹痛　CT 灵敏度低，即使 CT 显示附件正常也不能完全排除扭转可能。CT 征象包括卵巢不对称性增大、子宫向患侧附件区偏移、输卵管壁水肿增厚等。检查时患者暴露于辐射中，不推荐作为儿童、青少年及疑似患者的首选影像学检查手段。

（4）MRI 典型表现是卵巢不对称性增大、间质水肿、蒂部扭曲呈鸟嘴征或漩涡征。附件扭转伴出血梗死时，表现为异常的 T1 和 T2 成像，但不具特异性。

（四）鉴别诊断

（1）阑尾炎　转移性右下腹疼痛，麦氏点压痛阳性，通常伴随腹膜刺激征阳性，B 超或 CT 提示阑尾区肿胀、渗出。

（2）泌尿系结石 有喜喝浓茶、久坐、饮水少的习惯，突然发生下腹剧烈绞痛并向会阴放射，肾区及输尿管走行区压痛明显，可伴血尿，泌尿系 B 超提示强回声伴后方声影。

（3）盆腔炎 有流产、宫内节育器放置或取出，产褥感染或盆腔炎等病史，有发热、下腹痛、阴道脓性分泌物，双合诊检查附件区有肿块及组织增厚、触痛明显，抗炎治疗症状缓解、包块缩小，CA125 下降。

（4）异位妊娠 有停经及异常阴道出血病史，伴会阴或肛门坠胀感，妇科检查附件压痛及宫颈举痛阳性，严重时出现休克，超声提示附件不均回声伴盆腹腔积血积液，后穹窿可穿刺出不凝血。

（5）胃肠炎 多因不洁饮食引起，可有发热、痉挛性腹痛、恶心、呕吐、腹泻，无下腹固定压痛及腹膜刺激征，大便常规可见白细胞。

（6）子宫平滑肌瘤变性 患者有子宫肌瘤病史，出现发热、腹痛，下腹固定压痛，白细胞、中性粒细胞及 CRP 升高，B 超提示子宫肌瘤。

（7）卵巢囊肿破裂 无停经史，于月经后半周期突发下腹痛，与腹腔压力改变相关，如排便、同房等，B 超提示卵巢囊肿伴盆腹腔积血积液，后穹窿可穿刺出不凝血。

五、手术流程

患者有手术适应证，无明显手术禁忌证，则需急诊手术。患者需积极完善相关术前检查，签署手术知情同意书，急诊行手术治疗。

（一）术前检查

基本生命体征：呼吸、心率、血压、脉搏；精神及心理状态评分；血常规、肝肾电糖、凝血、D-二聚体、CRP、血型、输血前检查、肿瘤标志物。合并症评估：血糖、血压、心电图、心脏彩超、胸片、肝胆脾胰超声、泌尿系超声、妇科超声、下腹＋盆腔 CT。

（二）沟通内容

手术谈话内容如下：

（1）本次手术拟行腹腔镜下腹腔探查术，如因出血多、粘连重等原因，有中转开腹可能。

（2）麻醉相关风险及意外，严重时危及生命，详见麻醉同意书。

（3）手术中、手术后可能发生隐性疾病突发，严重时危及生命。

（4）术中、术后大出血，需要输血、二次手术，严重时发生休克，危及生命。

（5）因解剖变异、严重粘连，或肿瘤侵犯，可能无法避免地损伤周围及附近组织器官，如损伤肠管、膀胱、输尿管等，可能行肠切除、肠吻合、肠造瘘、膀胱修补术、输尿管吻合术等，术中发现，术中修补，术后发现，有二次手术探查可能。

（6）术后可能形成直肠阴道瘘、膀胱阴道瘘、输尿管瘘、输尿管扩张、肾积水，必要时再次手术。

（7）术后感染，盆腔脓肿，高热，有再次手术可能，严重者导致败血症，危及生命，肺部感染，可能呼吸衰竭。

（8）术中可能使用特殊医疗用品，如超声刀、止血纱布、特殊缝线、防粘连药物等。

（9）腹腔镜并发症　气胸，气体栓塞，皮下气肿，高碳酸血症，术后腰背痛，心肺功能障碍，穿刺部位出血，腹腔镜穿刺孔出血，血管或脏器有损伤可能，严重时危及生命。

（10）术后可能发生腹部、阴道伤口出血、感染、切口疝，必要时需清创缝合处理或再次手术。

（11）术中、术后有可能发生心、脑血管意外，危及生命甚至猝死；重症患者需转专科或 ICU 治疗。

（12）有可能发生血栓性疾病，如下肢血栓性静脉炎、急性肺栓塞等，危及生命，甚至猝死。

（13）术后有可能发生应激性溃疡、肠胀气、肠粘连、肠梗阻甚至肠坏死，长期慢性腹痛，需对症治疗。

（14）手术属探查性质，若探查包块来源于卵巢，尽量行病灶剥除术，但如病变严重，卵巢扭转缺血坏死，则需切除一侧或双侧卵巢，若切除双侧卵巢，术后直接进入更年期；如剥除困难，或包块肉眼观似恶性肿瘤，或包块巨大无法剥除，则行患侧卵巢切除。

（15）急诊手术无快检，如术后病理检查为恶性病变需行放、化疗，或再次手术治疗。

六、术中评估

治疗需综合考虑患者年龄、生育要求、发病情况及既往病史等。大多认为 48～72 小时后卵巢功能开始急剧下降，早期迅速手术干预是保护卵巢功能和生育力的最佳时机。对于初诊高度可疑扭转者，需要快速诊断和及时手术，而并非完全依赖于影像学明确诊断后再进行手术干预。

（一）手术方式

绝经前患者，即使术中肉眼观察卵巢黑色变，也应常规扭转复位。

绝经后患者，卵巢功能已严重降低、附件肿块恶性概率相对较高，应考虑进行附件切除术。

术中肉眼下卵巢外观色泽不能作为判定卵巢是否坏死的可靠依据。

多项研究表明，术中发现卵巢出现严重缺血，复位后卵巢功能可恢复正常，或解除扭转后 36 小时可恢复。

（二）手术路径

推荐腹腔镜探查作为首选手术方法。若卵巢肿瘤直径＞10cm 或疑为恶性肿瘤时，熟练掌握腹腔镜手术的妇科医生，可尝试腹腔镜手术；否则宜选择开腹手术。术前应充分告知复发性附件扭转的风险，甚至扭转因严重水肿无法一次切除以及因肿瘤为恶性需扩大手术范围的可能。如同时行附件肿物切除，还需充分告知术中快速冰冻病理诊断的必要性及局限性。

（三）扭转复位后附件肿块的处理

根据术中探查情况进行评估，如扭转附件颜色正常，无明显水肿，可复位后同时行卵巢囊肿/肿瘤剥除术。当附件严重水肿、质地变脆、颜色异常，强行卵巢囊肿剥除术有可能会导致严重的卵巢组织损伤、出血，增加卵巢切除的风险，可仅行扭转复位术。在患者家属知情同意的前提下，动态观察复位后情况，术中还需鉴别卵巢单纯水肿与卵巢病理性或生理性包块，必要时需行术中快速病理检查，但对于先天性卵巢韧带过长、反复扭转或无明确扭转原因等特殊情况，可考虑行附件固定术。

（四）特殊情况处理

卵巢囊肿蒂扭转也包括一些特殊情况，如妊娠期卵巢囊肿蒂扭转、超促排卵后卵巢扭转等，具体处理如下：

1. 妊娠期卵巢囊肿蒂扭转的处理

妊娠期卵巢囊肿具有特殊的病理基础。由于妊娠后内分泌功能旺盛，卵巢功能增强，卵巢囊肿孕期增大，囊内容物增加，当有外力作用时，易造成破裂或扭转。妊娠合并卵巢囊肿蒂扭转较非孕期更容易发生破裂等并发症，发生率 3% ～ 5%，较非孕期增加 3～5 倍。如诊治不及时，可导致卵巢坏死、破裂、出血、感染。

妊娠合并卵巢囊肿蒂扭转一经诊断，需行手术治疗。腹腔镜手术治疗妊娠合并卵巢囊肿蒂扭转能够显著缩短排气时间和住院时间，降低术后宫缩、阴道流血发生率。腹腔镜下手术视野更加宽阔，能全方位探查盆腔及腹腔，且能够将病灶局部放大，有利于观察病情，同时减轻对子宫的刺激，最大限度降低手术对子宫的伤害。妊娠合并卵巢囊肿蒂扭转多发生在妊娠早期，妊娠 12～16 周更适宜腹腔镜手术治疗，流产风险低。

妊娠合并卵巢囊肿蒂扭转常需要卵巢切除，若扭转时间超过 72h，术前患者高热，卵巢及子宫动静脉均有血栓形成，造成卵巢不可逆损伤，则不宜保留卵巢，需行卵巢切除术。若术后有良好的随访，患者有强烈的保留卵巢的意愿，在充分知情同意的前提下也可以考虑保留卵巢，行扭转复位＋卵巢囊肿剥除。术后需严格随访，不排除二次手术可能。

2. 超促排卵后出现卵巢扭转的处理

超促排卵后卵巢增大，此时易发生卵巢扭转的原因包括：

（1）卵巢体积增大　超促排卵及取卵后因卵巢过度刺激导致卵巢体积增大，增大的卵巢受重力作用，加之 OHSS 导致盆腹腔积液，腹部膨隆，给卵巢提供了一定的活动空间，容易扭转。

（2）卵巢内外环境的变化　卵巢发生过度刺激，但卵巢表面光滑，与周围组织无粘连，且由于腹水的润滑作用，导致卵巢活动度好，较易发生扭转。

（3）体位的改变　此时患者若发生突然的体位改变，则可能导致卵巢扭转。超促排卵后卵巢扭转部分患者可通过体位的改变自行复位，不需要特别的处理。有研究报道收治 6 例卵巢扭转患者，其中有 3 例通过平卧休息的期待疗法腹痛缓解，超声检查卵巢血流正常，痊愈出院。

若期待治疗腹痛无法缓解，腹部查体有明显的压痛及反跳痛，超声提示卵巢内血流信号明显减少，则需考虑手术治疗。国外研究认为，腹腔镜手术视野更加清晰，即使 OHSS 合并妊娠的情况下也不会增加妊娠并发症的发生概率，孕期使用效果安全。手术方式建议进行腹腔镜下卵巢复位术，术中可同时行复位卵巢囊肿穿刺抽吸，缩小卵巢体积，加快卵巢血供的恢复，预防卵巢在此扭转的发生。复位术后仍需密切随访，若病情加重，严重时需行患侧卵巢切除术。

七、术后随访及助孕治疗

术后处理及随访包括术后疼痛管理，术后随访及术后助孕指导。

（一）术后疼痛管理

术后应用止疼药如乙酰氨基酚、可待因和氢考酮也可减轻疼痛，还可选择非甾体类抗炎药物与短期（3天内）阿片类药物联合使用，阿片类可产生药物依赖性，慎重选择。近年来提倡多模式镇痛，联合使用不同作用机制镇痛药物或镇痛方法，通过相加或协同作用，达到最佳镇痛效果。

（二）术后随访

复位同时行卵巢囊肿/肿瘤剥除术或附件切除术治疗后根据术中情况及术后病理诊断，进行常规复查。

有生育需求者对于年轻及有生育要求的患者，需提供生育指导计划。

术中发现卵巢囊肿但仅复位，接受延迟性治疗的患者，随访期间限制较剧烈的活动，待6～12周后重新进行影像学检查评估卵巢囊肿是否存在，以避免为单纯生理性囊肿时对卵巢的损伤。单纯性生理性囊肿一般在6～8周可自然消失。若囊肿持续存在，为避免再次发生扭转，可择期行卵巢囊肿剥除术。术后应用口服避孕药或醋酸甲羟孕酮抑制排卵，用以预防生理性囊肿复发。

（三）术后助孕指导

术中行卵巢囊肿剥除或附件切除的患者于术后2～3月行卵巢功能评估，检测AMH、基础内分泌，已婚女性行基础窦卵泡检测。评估患者卵巢功能后结合年龄给予助孕指导。

（1）若术后AMH<1.2、AFC<8，考虑卵巢功能低下，患者若避孕中但有生育要求，建议解除避孕，积极备孕，排除输卵管因素及男方因素后，给予促排卵治疗，必要时给予人工授精或体外受精-胚胎移植等辅助助孕方式助孕（具体详见DOR患者的助孕流程）。患者无生育要求，则定期复诊。

（2）若术后评估卵巢功能正常，则按术后随访要求随访复诊。

（胡芳、李艳辉）

第十一章

生殖相关手术操作规范

第一节　宫腔镜检查术

一、概述

　　宫腔镜是准确评价宫腔内情况和治疗多种疾病的手术方法。目的在于了解宫颈管及宫腔基本情况、治疗宫腔异常。基本原理是利用液体或气体膨宫后，经宫颈将镜头及光源系统插入宫腔内，在摄像和视频监视系统下了解宫腔基本情况，同时可应用操作器械进行各种宫腔操作。

　　在不孕症患者中，有 $21\%\sim47\%$ 出现宫腔病变，包括先天性病变，如各种子宫畸形、纵膈子宫、单角子宫等或后天性病变，如子宫内膜息肉、宫腔残留、黏膜下子宫肌瘤等。在初次体外受精-胚胎移植（*in vitro* fertilization-embryo transfer，IVF-ET）前行宫腔镜检查发现宫腔病变的发生率为 $11\%\sim22\%$，而在反复种植失败的人群中宫腔病变发生率为 $26\%\sim45\%$。宫腔镜检查术在治疗女性不孕过程中主要是处理子宫腔内病变，也可以处理一部分与宫腔邻近的子宫肌层的病变，因而宫腔镜检查和治疗是不孕症诊治过程中的重要环节之一。本节主要对宫腔镜检查术诊疗常规进行描述。

二、宫腔镜检查手术的适应证

　　① IVF 术前了解宫腔情况，排除子宫内膜病变；

　　② 复发性流产检查宫腔有无异常、宫颈内口有无缺陷；

　　③ 剖宫产术后检查宫腔有无疤痕憩室；

　　④ B超提示子宫畸形，怀疑宫腔息肉、黏膜下子宫肌瘤、宫腔残留、宫腔粘连者；

　　⑤ 节育器嵌顿、异位；

　　⑥ 既往确诊子宫内膜病变，经治疗后再次复查。

三、宫腔镜检查术的禁忌证

　　① 发热患者、妊娠患者、恶性疾病等无法耐受手术患者；

　　② 急性或亚急性生殖道炎症；

③ 月经期或子宫出血量多者；

④ 近期有子宫穿孔者；

⑤ 宫腔过度狭小或宫颈过硬。

四、术前评估

（一）手术适应证

不孕症行宫腔镜检查术的适应证包括超声或子宫输卵管造影等影像学提示宫腔回声异常（如怀疑子宫内膜息肉、黏膜下子宫肌瘤或肌瘤影响内膜）、子宫畸形及宫腔粘连等、异常性子宫出血、不明原因胚胎反复种植失败以及反复流产史。

（二）诊断

根据行宫腔镜检查的不同目的，主要分为以下几类：

1. 了解宫颈管及宫腔基本情况

（1）IVF 术前、女性不孕症、原/继发性不孕症　①阴道三维 B 超未报异常；②既往无宫腔操作病史、无反复流产等，仅需要行辅助生殖助孕术前检查的患者。

（2）复发性流产、子宫畸形、剖宫产疤痕憩室　①阴道三维 B 超提示纵隔子宫、不全纵隔子宫、鞍形子宫、弓形子宫、单角子宫、剖宫产疤痕憩室等；②既往有宫腔操作手术史、反复流产病史等，需行宫腔镜检查或治疗的患者。

2. 治疗宫腔异常以恢复正常宫腔形态

（1）宫腔内病变性质待查　①阴道三维 B 超提示子宫内异常回声，或子宫内膜回声不均等；②既往有宫腔操作手术史；③既往确诊为子宫内膜病变已行相关治疗；④临床表现为异常子宫出血，月经淋漓不尽等，需入院行宫腔镜治疗或复查的患者。具体诊断可附加子宫内膜息肉、子宫内膜复杂性增生、子宫黏膜下肌瘤、宫腔残留等，需依据术后病检明确最终诊断。

（2）宫腔粘连、宫腔粘连治疗后　①阴道三维 B 超提示宫腔粘连；②既往因宫腔粘连行宫腔镜治疗如支架置入后、套环置入后等，需入院行宫腔镜治疗或复查的患者。

（3）子宫内节育器嵌顿、节育器异位　阴道三维 B 超提示节育器嵌顿或异位，必要时需与腹腔镜手术联合治疗的患者。

（三）沟通内容

1. 手术风险告知

（1）手术中，手术后可能发生隐匿性疾病突发，严重时危及生命。

（2）可能发生大出血，失血性休克危及生命，必要时输血。

（3）因解剖变异，严重粘连，可能无法避免损伤周围及附近器官组织，如膀胱、输尿管、肠管等，术中发现术中修补，术后发现有二次手术修补可能。

（4）术后肠胀气、肠粘连、肠梗阻，甚至肠坏死，应激性溃疡，长期慢性腹痛等并发症发生可能；术后易发生血栓性疾病，如下肢血栓性静脉炎、急性肺栓塞、脑梗、心梗等，突发疾病可导致患者猝死；严重患者需转 ICU 或相关科室抢救和治疗。

（5）术后可能发生宫腔感染甚至全身感染可能。

（6）术后如子宫收缩差，子宫、宫腔严重感染，大出血，有再次手术探查可能。

（7）其他无法预料或者不能防范的不良后果和医疗风险。

（8）术后可能发生月经不调，经量减少，闭经，子宫内膜异位症，不孕症等。

（9）术中取子宫内膜活检，具体手术方式据术中所见，有内膜息肉或其他异常增生样情况，行相应息肉切除术等。术后病检如为恶性，需二次手术或追加放化疗，预后差。

（10）宫腔镜并发症　人工流产综合征、宫颈裂伤、子宫穿孔、水中毒、急性肺功能衰竭等危及生命，输卵管破裂，必要时行修补术甚至切除子宫，丧失月经及生育能力。

（11）术中如发现宫腔粘连，不一定能进行手术分离，可能无法达到手术预期效果；根据手术中情况，必要时上宫腔管或宫腔支架，术中术后可能发生出血、感染等情况。

2. 合并症风险附加告知

（1）心电图、心脏彩超改变提示相关心血管疾病，术中术后可能发生心脑血管意外、心衰、猝死、恶性心律失常等可能，危及生命，必要时需转相关科室治疗。

（2）肝功能不良、脂肪肝、胆囊壁毛糙提示相关肝胆系统改变，影响手术过程及术后恢复，严重时危及生命，必要时需转专科治疗。

（3）血小板减少，可能在术中术后发生大出血、失血性休克、多器官功能衰竭，危及生命。必要时需转 ICU 治疗，费用高预后差。

（4）高血压患者术中术后可能因血压波动发生心脑血管意外、心衰、猝死等可能，严重时危及生命。

（5）患者轻度贫血，有术后伤口愈合不良可能，必要时需输血治疗。

（6）糖尿病患者，可能会发生糖尿病酮症酸中毒、糖尿病性肾病（可加重肾功能衰竭进展）、糖尿病性视网膜病变、糖尿病性白内障、糖尿病性心血管病变、糖尿病性脑血管病及伤口愈合障碍等并发症。

（7）患者有生育要求，此次手术不涉及剖宫产疤痕憩室的处理，术后仍有月经量多、经期时间长、经血淋漓不尽等情况，且术后有发生疤痕妊娠可能，必要时需再次手术。

（四）药品及术中用物

（1）米索前列醇片　200μg×2 片，无药物过敏及使用禁忌的患者。

（2）卡贝缩宫素　出血风险高、子宫黏膜下肌瘤的患者。

（3）宫腔球囊支架　B 超提示宫腔粘连或宫腔粘连治疗后，纵膈子宫需行纵膈切开的患者。

（4）宫腔镜电视监视系统、冷光源、膨宫泵、宫腔镜手术器械、三升袋、B 超机。

（五）术前检查及术前准备

（1）宫腔镜检查手术时间一般以月经干净后 3～7 天内为宜，不超过 14 天。手术器械包括抓钳、活检钳、剪刀、极力钳、刮匙等，术中根据宫腔情况合理选择使用。

（2）预约住院时告知患者月经干净后不同房排除妊娠可能，入院前查白带常规无明显异常，如异常需进行治疗或改期入院，入院后查血常规、尿常规、凝血功能、肝肾功能、乙肝、丙肝、艾滋病、梅毒、血型、胸片或肺部 CT、心电图、阴道三维 B 超等。

（3）术前晚指导患者阴道后穹窿置入米索前列醇 400μg，告知患者晚 10 点后至术前禁食水。

（4）术前一天整理、核对手术患者信息并制表打印备用，核对患者检查结果、手术风险同意书、输血同意书，核对术中用物是否齐备，如支架、瑞术康等。

五、手术流程

标准操作步骤如下。

（1）患者排空膀胱，取膀胱截石位。

（2）常规消毒，外阴铺盖无菌洞巾，连接宫腔镜器械。

（3）麻醉成功后，用窥阴器扩张阴道，暴露子宫颈。0.5％活力碘消毒宫颈，宫颈钳钳夹宫颈前唇给予牵引，探针探查子宫位置和深度，必要时扩张宫颈。

（4）排尽管道内气泡。在设定压力（膨宫装置压力≤150mmHg）下注入5％葡萄糖膨宫液，将镜体顺宫腔方向推进，关闭排水口，待子宫腔充分膨起后即可进行观察。

（5）按顺序检查子宫壁、宫底及双侧输卵管开口。注意宫腔形态，有无病变。最后缓慢退出镜管时仔细观察宫颈内口和宫颈管。

（6）检查完毕后，根据需要再行相应的手术治疗，如子宫内膜活检术、子宫内膜息肉摘除术、宫腔粘连分离术、子宫纵隔切开术等，具体操作规范如下：

① 子宫内膜活检术　宫腔镜检查为正常宫腔的患者，用刮匙轻轻搔刮宫腔，刮出少许子宫内膜组织送病理检查。

② 子宫内膜息肉摘除术　经宫腔镜检查确定息肉的部位、大小、数目和范围后，选用妇科取环钳、刮匙或抓钳尽量沿息肉根部摘除息肉组织。摘除后再次宫腔镜复查，直至息肉被完全摘除为止。对于摘除的息肉及刮出的内膜组织应全部送病理检查。

③ 宫腔粘连分离术　用剪刀或抓钳自宫腔中央分离粘连，使宫腔扩大，恢复大致正常形态。当宫腔粘连严重时，应在B超监视下，自宫颈内口处进行分离，尽量恢复宫腔形态，操作过程中警惕子宫穿孔。术毕宫腔内置入瑞术康/几丁糖防粘连，留置宫腔球囊支架或节育环。

④ 子宫纵隔切开术　B超监视下用剪刀在纵隔中线、纤维化无血管处剪切，避免穿透子宫肌层。纵隔切开后，保留宫底肌层厚度在0.7～1.1cm之间。术毕宫腔内置入瑞术康/几丁糖防粘连，留置宫腔球囊支架或节育环。

⑤ 宫腔残留物摘除术　经宫腔镜检查确定残留物的部位、大小、范围后，选用妇科取环钳、刮匙或抓钳尽量清除残留组织。摘除后再次宫腔镜复查，直至残留物被完全摘除为止。清除的残留组织应全部送病理检查。

（7）截图及报告书写　截取宫颈管、宫腔、左右侧输卵管开口、宫腔病变、宫腔镜治疗后宫腔全貌等图片。选取4～8张图片排版，按术中所见填写宫腔镜检查报告。

（8）打印宫腔镜检查报告。

六、术中评估

（1）操作失败（1.2%～3.8%）　高达50%的宫腔镜并发症是由于镜体通过宫颈管困难造成的。对超声未提示宫腔异常者行宫腔镜检查时，推荐小直径（≤3.5mm）硬质宫腔镜作为宫腔镜检查器械。在有较高穿孔风险的疑难病例中，推荐使用软质宫腔镜或经腹超声引导行宫腔镜检查。

（2）迷走神经反射（0.19%～0.97%）　行无痛操作可避免发生迷走神经反射，未行麻醉的患者术中监测生命体征，若出现症状及时暂停操作，对症积极处理。

（3）子宫穿孔（0.13%）　宫腔镜下电切组织不可过深，同时应避免反复操作子宫的同一区域，尤其是宫底和宫角，必要时术中超声或者腹腔镜监护可避免复杂的宫腔操作导致子宫破裂或者穿孔的风险。

（4）感染（0.01%～1.42%）　多见于有盆腔炎症史或输卵管疾病史等感染风险较高者，多表现为子宫内膜炎或子宫肌炎，其次是泌尿道感染。可术中、术后预防性使用抗生素。

（5）液体超负荷（0.06%～0.2%）　手术中大量膨宫液经手术创面快速吸收，导致机体血浆渗透压下降、容量超负荷和稀释性低钠血症。具体临床表现为心率加快、血压下降，行动脉血气分析提示低钠血症。水中毒处理的关键在于纠正以低钠血症为代表的电解质紊乱及进行利尿脱水治疗。尽量控制手术时间不超过1小时，溶液吸收量在低渗溶液达750mL、等渗电解质溶液达2000mL时，应考虑结束手术操作。如手术过程中出现血压下降，电解质紊乱，需立即暂停手术操作，退出宫腔镜，给予吸氧，可注射去甲肾上腺素维持血压稳定，同时给予速尿20mg静推，静脉缓慢滴注10%氯化钠、10%葡萄糖酸钙纠正电解质紊乱，结合血气分析结果进一步纠正电解质紊乱情况，必要时加强利尿治疗。监测生命体征，每小时行血气分析，评估治疗情况。

（6）症状性气体栓塞（0.03%～0.09%）　当气体快速、大量进入血液循环时，瞬间形成一个大气栓，最终导致心血管性虚脱甚至死亡。宫腔镜术中主要产生的气体为CO_2，一般严重的气体栓塞发生率较低，临床上主要表现为胸闷、胸痛及氧饱和度下降等。气体栓塞处理的原则以预防为主。阻断宫腔内空气来源，操作前排空膨宫液气泡，操作过程中注意及时补充膨宫液，降低宫内压、减少子宫内的组织气化后形成的气体、控制灌注量、缩短手术时间等。如术中发现氧饱和度下降，可考虑暂停手术，切断气体来源，使患者头低臀高左侧卧位，吸入纯氧，滴注大量生理盐水增加循环容量等。

（7）邻近器官损伤（0.02%）　仔细操作，必要时术中超声或者腹腔镜监护。

（8）严重出血（0.03%）　术前预防用药减少血流和血管再生。术中严格控制好切割深度，应用缩宫素、止血剂和联合腹腔镜监护等。手术结束前应常规检查宫腔内有无动脉出血并进行确切止血。因切割深度较深，导致子宫肌层的动脉被切断而引起出血者，术后宫内留置适度充盈的 Foley 导尿管并予以缩宫素治疗。

七、术后随访及助孕治疗

1. 术后处理及注意事项

（1）患者回病房后严密监测患者生命体征，观察腹痛及阴道出血情况。

（2）术后予抗炎、促宫缩、激素类药物治疗。告知患者宫腔情况，嘱术后禁同房及盆浴一月。

2. 术后妊娠指导

（1）正常宫腔、子宫内膜息肉摘除术后　术后月经复潮后即可备孕。

（2）宫腔粘连分离术后　术后需定期复查进行雌激素补充治疗，并按要求进行宫腔镜二探手术。

（3）子宫纵膈切开术后　术后一般 2～3 个月可以开始备孕。

（胡芳）

第二节　经阴道宫颈环扎术

一、概述

宫颈功能不全（Cervical insufficiency）并无统一的定义和诊断标准，其通常以妊娠 37 周前出现宫颈扩张和缩短为特征；在无早产的情况下，最经典临床表现为妊娠中期或晚期出现无痛的、进行性的宫颈扩张，导致羊膜囊膨出、胎膜早破、妊娠中期流产。宫颈机能不全发病率在不同的流行病学调查结果中不尽相同，但一般认为其在全人群中发病率在 1% 以下。但在反复妊娠 16～28 周流产的女性中，宫颈机能不全的发生率高达 15%。

子宫峡部环扎术是治疗宫颈机能不全最主要的方法。其原理是尽可能地加强宫颈张力，协助宫颈承托妊娠后期胎儿及胎儿附属物的重力，阻止宫颈口扩张，维持妊娠至足月。子宫峡部环扎可经阴道和经腹部完成。经阴道环扎宫颈是最早使用的宫颈环扎方法，1955 年由 Shirodkar 首先提出。手术需要切开阴道前后穹窿，采用病人大腿筋膜缝合子宫峡部，然后缝合阴道黏膜，术后均需剖宫产分娩。1957 年，McDonald 将该术式改良，在宫颈阴道交界处环形缝扎宫颈，不需切开阴道黏膜，分娩前拆除缝线，该术式操作简单，创伤小，出血少，二者妊娠结局无明显差异，目前多采用 McDonald 术式。

二、诊断标准

1. 宫颈机能不全的诊断标准（国内标准）

（1）有明确的多次中期妊娠自然流产病史。

（2）无痛性宫颈扩张，在无明确宫缩痛的情况下宫颈管消失，羊膜囊突出。

（3）非孕期，可将 8 号宫颈扩张器无阻力置入宫颈管内直至宫腔。

（4）非孕期时子宫输卵管造影证实子宫峡部漏斗区呈管状扩大。

（5）非孕期时超声测量宫颈管宽径＞0.6cm。

符合上述诊断标准中的第 1 条，并符合其他 4 条中任何 1 条即可确诊。

2. 经阴宫颈环扎的适应证

（1）有 3 次或 3 次以上不明原因中孕期流产及早产史者（环扎时间多在 12～14 周）。

（2）既往有过一次或多次自发性早产和/或中期妊娠流产，超声检查发现宫颈长度＜25mm 的孕妇（多数环扎时间在 16～24 周）。

（3）孕前经宫颈检查确诊的宫颈机能不全者。

（4）孕期体检时发现宫颈口开大、胎囊突出宫颈口外者。

（5）在先前没有妊娠中期流产或早产的高危妇女中，超声检查偶然提示的宫颈缩短的孕妇接受宫颈环扎获益不明显，此时应个体化讨论。对于多胎妊娠女性，在宫颈长度＜15mm 时行宫颈环扎可能更能获益。

（6）因宫颈松弛导致宫腔粘连术后放置的宫腔支架反复脱落者，可于放置支架后进行简易宫颈环扎。

3. 经阴宫颈环扎的禁忌证

（1）绝对禁忌证　包括存在致死性胎儿畸形、有宫内感染证据（绒毛膜羊膜炎）、活动性出血、有早产宫缩，以及胎膜破裂。之前的出血和早产宫缩如果缓解，那么它们可以成为相对禁忌证。预防性宫颈环扎术对于宫颈长度＜25mm的双胎妊娠患者并无显著益处，反而有可能增加早产风险。但对于宫颈长度＜15mm的"宫颈极短"多胎妊娠者，环扎手术可能是有利的，仍需进一步研究证实。

（2）相对禁忌证　前置胎盘、胎儿生长受限。

4. 环扎时机

（1）预防性宫颈环扎　孕前明确诊断为宫颈机能不全者，一般选在13～28周，也可以选择在上次流产周数前4周。13～16周环扎成功率高，并发症发生率相对低，20周以后的成功率逐步降低；胎儿可存活的最小孕周应该作为环扎手术的最大孕周。发达国家是孕23～24周，而新生儿救治能力有限的地区可达孕26～28周。在妊娠较晚的时期，子宫和宫颈对这项手术操作的敏感性增加，也限制了环扎术的开展。

（2）紧急环扎　宫颈进行性开大（≤4cm）或胎囊突入阴道内并伴有规律宫缩时行紧急环扎术，在入院24小时内完成。手术时要抬高臀部，必要时还可经腹行羊水穿刺降低宫内压，术后予以吲哚美辛抑制羊水生成，目的是有助于羊膜囊回纳，便于环扎术的实施。急诊宫颈环扎首选较为简单的Macdonald方法，而且如果必要，在患者无明显并发症的情况下，可以在急诊环扎术后1周，在第一次缝扎的上方再次施行Macdonald手术（即double Macdonald手术）。

观察性研究结果显示：当宫颈管扩张＞1cm时，无论多胎还是单胎妊娠，行紧急宫颈环扎术对患者均有潜在获益价值。紧急环扎能减少早产发生，延长妊娠，减少新生儿死亡和胎儿丢失，不增加绒毛膜炎和胎膜早破的风险，但目前尚缺乏RCT研究。紧急宫颈环扎术中发生胎膜破裂的风险为4%～9%；当有羊膜内感染的证据时，紧急环扎的获益显著降低。比较明确的是，存在亚临床羊膜内感染或炎症接受宫颈环扎术的预后较差。与宫颈括约肌功能不足相比，羊膜内炎症/感染才是导致宫颈环扎术后妊娠失败更关键的风险因素。无菌或微生物相关的羊膜内炎症可在约37%宫颈短的妇女和68%宫颈功能不全的妇女中发现。来自非随机研究的一些证据表明，对宫颈功能不全和羊膜内感染/炎症的妇女使用抗生素（头孢曲松、克拉霉素和甲硝唑）可改善感染/炎症，并改善大多数患者的预后。

三、准备事项

1. 治疗前病情评估

（1）病史采集　详细询问患者月经婚育史，重点询问患者的生育史：是否存在反复（≥3 次）中孕流产或早产病史？是否在前次流产或早产中存在无痛性的宫颈扩张、羊膜囊膨出、胎膜早破等？既往是否有宫颈锥切、根治性宫颈切除术病史。

（2）查体及全身状况评估　包括身高、体重、体重指数（body mass index，BMI）；妇科检查；阴道分泌物检查和培养；尿常规（必要时行尿细菌培养）；全血细胞计数；肝、肾功能；空腹血糖；出凝血时间；心电图。任何在孕期发现的泌尿生殖道感染均需治疗完成后，再行环扎手术。

（3）彩色多普勒超声检查　术前须完成超声检查、评估胎儿发育情况，及有无胎儿脏器结构性畸形；测定宫颈长度和宫颈内口扩张大小。

2. 治疗期间病情评估

术后严密监测患者生命体征、腹痛、阴道出血和流液情况。术前无宫缩者，术后应用宫缩抑制剂 24～48 小时即可；然后继续监测宫缩，若再次出现宫缩，对症应用宫缩抑制剂即可，宫缩停止后停药。术前有宫缩、宫口开大者，术前术后均应使用宫缩抑制剂，待宫缩停止后停药，动态观察。宫缩抑制剂可选择硫酸镁、盐酸利托君、间苯三酚、醋酸阿托西班等，各宫缩抑制剂的效果无明显差异。患者出院前完成彩色多普勒超声检查，评估宫内胎儿情况，并指导患者后续产检。

3. 副反应评估

宫颈环扎可能的手术并发症和风险包括术后感染、出血、宫颈环扎线脱落/移位、宫颈缺血坏死、宫颈裂伤、胎膜早破、上行性宫内感染等。

4. 沟通内容

需要向患者及家属交代的经阴道宫颈环扎术的相关风险包括：

（1）手术中，手术后可能发生隐匿性疾病突发，严重时危及生命。

（2）可能发生大出血、失血性休克，危及生命。

（3）因解剖变异、严重粘连，可能无法避免损伤周围及附近器官组织，如宫颈、阴道、尿道、肠管等，术中发现术中修补，术后发现有二次手术可能。

（4）术前及麻醉过程中发生胎膜早破，或宫口开大羊膜囊完全脱出于宫颈口，无法行紧急宫颈环扎术。

（5）术后可能发生感染、胎膜早破、难免流产，可能发生宫腔感染、绒毛膜羊膜炎、败血症等并发症，严重时发生胎死宫内，必要时需手术切除子宫，丧失月经及生育能力。感染严重时出现全身感染、败血症、脓毒血症，危及生命。

（6）术中可能发生胎膜损伤导致胎膜早破，流产不可避免。

（7）宫颈缺血坏死、宫颈裂伤的可能。

（8）术后宫缩不可抑制，需拆除缝线，流产不可避免。若宫缩过强，可能发生宫颈撕裂伤、子宫损伤，严重时大出血，有切除子宫、丧失月经及生育能力的可能。

（9）现胎儿孕周不足 24 周，胎儿各脏器发育不成熟，出生后不能存活。

（10）可能手术失败，甚至再次行环扎术的可能。

（11）术后环扎线移位、脱落的可能。

（12）术后可能发生肠胀气、肠粘连、肠梗阻甚至肠坏死，需对症治疗。

（13）术后易发生血栓性疾病，如下肢血栓性静脉炎、急性肺栓塞、脑梗、心梗等，突发疾病可导致患者猝死；严重患者需转 ICU 或相关科室抢救和治疗。

（14）产后产褥期感染增加的风险。

（15）其他无法预料或者不能防范的不良后果和医疗风险。

5. 手术所需物品及器械

7 号或 10 号丝线（若有 5mm 宽的聚丙烯环扎带，环扎效果可能优于丝线）、12 号导尿管（用于预防丝线豁开宫颈，根据宫颈肥厚程度，长度一定要适应）、阴式手术器械包。

四、治疗流程

（一）手术操作流程及记录方法

经阴道宫颈环扎术式包括 McDonald 和 Shirodkar 环扎术。通常于妊娠 12～14 周进行。前者术中无需游离膀胱，在宫颈阴道交界处进行荷包缝合环扎；后者术中需游离膀胱宫颈间隙、直肠阴道间隙，于近宫颈内口处进行皮下缝扎，环扎位置较 McDonald 术式更高。但就治疗效果来看，选择 Shirodkar 术式或 McDonald 术式的手术效果相当，两者的成功率都能接近 85%～90%。但据有限证据提示，Shirodkar 术式继发剖宫产风险似乎稍高。Shirodkar 法多用于前次 McDonald 环扎术失败的患者或者宫颈结构异常的患者。麻醉方式可选择静脉麻醉、持续硬膜外麻醉或脊髓麻醉。

1. McDonald 式阴道环扎术

（1）患者麻醉成功后，取截石位，常规消毒铺巾。

（2）再次给予 0.5% 活力碘轻柔消毒阴道，使用窥具和阴道拉钩暴露宫颈。

（3）宫颈钳及组织钳钳夹宫颈口四周，在膀胱宫颈返折的远端（外宫颈与有皱褶的阴道前壁的连接处），予双十号丝线依次从宫颈 11 点进针 10 点出针，8 点进针 7 点出针，5 点进针 4 点出针，2 点进针 1 点出针，避开 3 点和 9 点的血管

丛，做连续的荷包缝合，在前穹窿打结
（图 11.1）。中间予长约 0.3cm 的 12 号导尿
管断端减张。进针出针在同一水平，缝针
以穿透宫颈组织 2/3 为宜，不宜过浅以免
撕脱，同时也要避免穿透黏膜层，导致胎
膜早破和子宫内膜炎发生。结扎的松紧度
以宫颈内口可容 1 小指尖为宜。

（4）再次消毒阴道见宫颈无明显出血。

（5）清点器械无误后，再次给予 0.5%
活力碘阴道消毒，术毕。

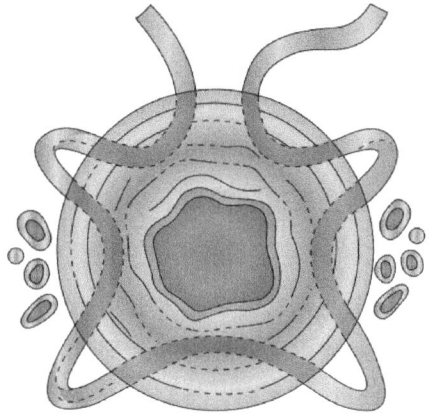

图 11.1　McDonald 式阴道环扎术

2. Shirodkar 环扎

Shirodkar 环扎最早在 1950 年巴黎的一个电影节上呈现。Shirodkar 手术治
疗宫颈机能不全使用的是人类阔筋膜作为缝合材料。在宫颈阴道上皮的前面（膀
胱腹膜反折）和后面做横切口后，向头侧上推膀胱阴道筋膜和直肠阴道筋膜，至
宫颈内口水平，如同阴式子宫切除的初始步骤。

（1）患者麻醉成功后，取截石位，常规消毒铺巾。

（2）再次予 0.5% 活力碘轻柔消毒阴道，使用窥具和阴道拉钩暴露宫颈。

（3）于宫颈阴道上皮的前面（膀胱腹膜反折）和后面做横切口后，向头侧上
推膀胱阴道筋膜和直肠阴道筋膜，至宫颈内口水平。

（4）长 Allis 钳钳夹前、后切口两侧，位置尽可能高，使向头侧的分离尽量
充分。Allis 钳用于向外牵拉黏膜下组织，使环扎线环扎中间的宫颈时能够避免
外侧移位的子宫血管。用一根无损伤缝针在两侧各穿过两次（从后向前或反方
向），恰位于 Allis 钳的远端、主韧带与宫颈连接处上方。在确认了宫颈后方的环
扎线平整后，与宫颈前方打结，线结的打紧程度以一个指尖能进入宫颈外口但不
能进入宫颈内口为宜。

（5）再次消毒阴道见宫颈无明显出血。

（6）清点器械无误后，再次给予 0.5% 活力碘消毒阴道，术毕。

（二）术后用药及术后观察

1. 常见并发症及处理

术后常见的并发症有感染、缝线移位、膀胱尿道损伤。

（1）感染　广谱抗生素预防感染 1～3 天，有阴道分泌物细菌培养结果后可
按药敏结果选择抗生素。注意动态监测血常规、C 反应蛋白、降钙素原，根据感

染指标变化调整抗生素用法用量。

（2）缝线移位　超声监测宫颈变化，当提示宫颈进行性缩短或宫口开大时，行窥器检查，尽早发现易位，必要时行重复环扎。

（3）膀胱尿道损伤　术中探清膀胱底的解剖位置，避免过高缝扎（在保证不损伤膀胱尿道的前提下尽量向宫颈内口靠近）。

2. 术后宫缩抑制剂的应用

术前无宫缩者，术后用药24～48小时即可，严密监测宫缩，若再次出现宫缩，对症应用宫缩抑制剂即可，宫缩停止后停药。术前有宫缩、宫口开大者，术前术后均应使用，待宫缩停止后停药，动态观察。可应用硫酸镁、盐酸利托君、间苯三酚、醋酸阿托西班等，各宫缩抑制剂的效果无明显差异。

3. 拆线时机

无并发症患者，拟阴道分娩的孕妇，经阴道McDonald术后，在36～37孕周拆除缝线。值得注意的是很少有孕妇在拆除缝线后短期内自然发动分娩。对于选择在39孕周或39孕周后行剖宫产分娩的患者而言，可以在剖宫产分娩时行环扎术后拆除缝线；但是，必须考虑37～39孕周分娩自然发动的情况。发生以下情况立即拆线：早产临产不可逆者；出现临床感染征象；出现胎儿窘迫。

4. 术后阴道流液

鉴别是否为胎膜早破。首先，应对胎膜完整性进行检查。对于宫口开大、胎囊脱入阴道者可因绒毛膜破裂致羊水渗出，并非真性胎膜早破，待宫颈回缩后阴道流液即可消失，严密观察即可。对于真正发生胎膜早破者亦不可立即拆线，胎膜早破本身并不是拆线的指征，对于孕周不足34周的胎膜早破，可带线保胎，积极监测感染指标并预防感染，一旦发生感染征象时应立即拆线。

5. 术后宫颈检测

监测时间频次可以是1周一次，也可以是2周、4周一次，具体根据个体情况而定。

6. 预防宫颈裂伤

宫颈环扎后容易持续宫颈裂伤的原因：发生先兆早产时仅进行抑制宫缩处理，未能及时拆除缝线，宫颈扩张导致宫颈裂伤；术中缝线打结过紧；宫颈组织经过缝扎后形成瘢痕，局部弹性下降，在临产后容易发生裂伤。为避免宫颈裂伤应该注意：①出现先兆早产症状时及时进行阴道检查，了解宫颈以便发现宫颈裂伤；②临产或近足月时及时拆除缝线；③分娩时避免过早用力；④产程中避免过度干预、人为暴力扩张宫颈。

经阴道宫颈环扎术处置流程见图 11.2。

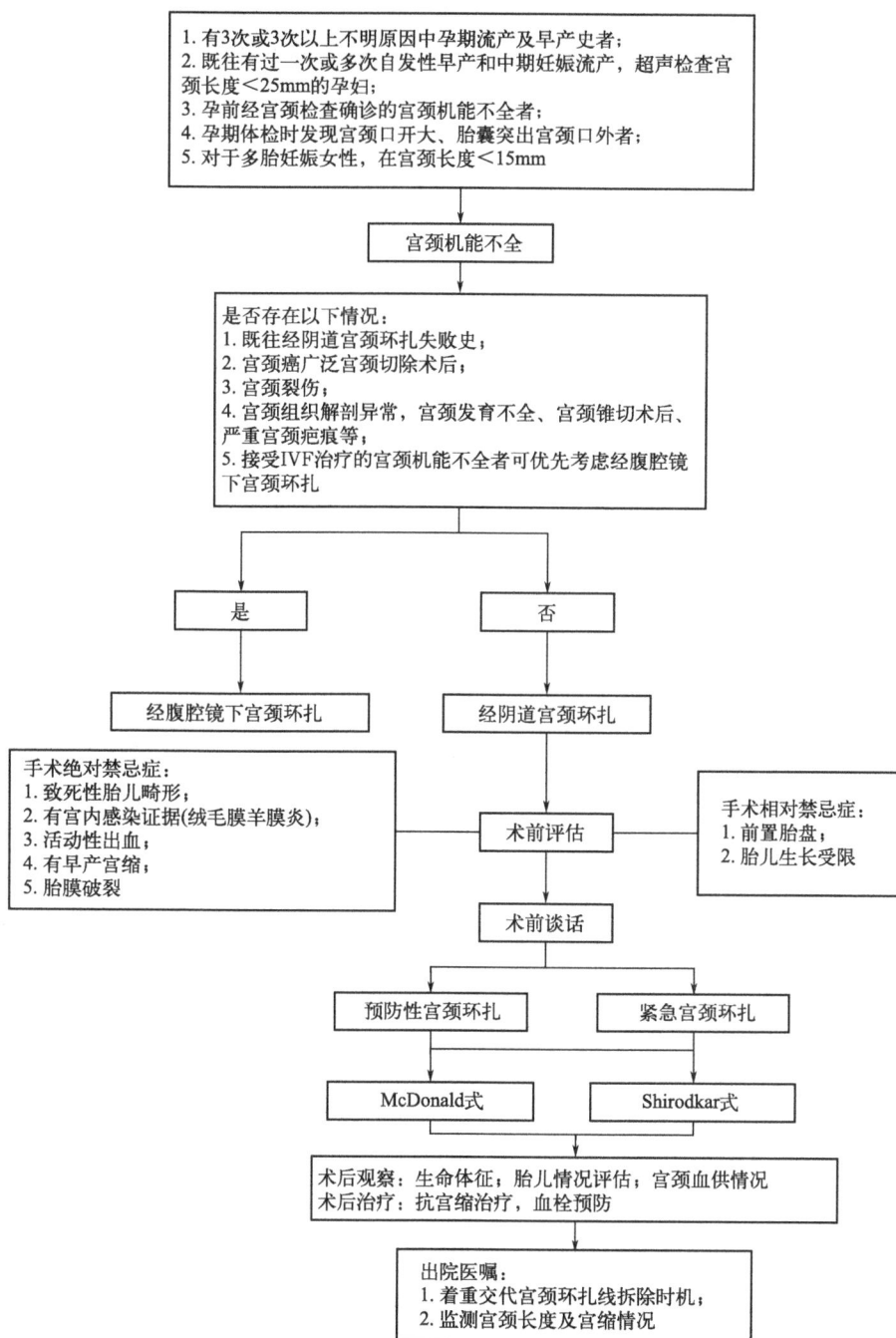

```
┌─────────────────────────────────────────────────┐
│ 1. 有3次或3次以上不明原因中孕期流产及早产史者;          │
│ 2. 既往有过一次或多次自发性早产和期妊娠流产,超声检查宫  │
│    颈长度<25mm的孕妇;                                │
│ 3. 孕前经宫颈检查确诊的宫颈机能不全者;                 │
│ 4. 孕期体检时发现宫颈口开大、胎囊突出宫颈口外者;        │
│ 5. 对于多胎妊娠女性,在宫颈长度<15mm                  │
└─────────────────────────────────────────────────┘
                      │
              ┌───────────────┐
              │  宫颈机能不全   │
              └───────────────┘
                      │
┌─────────────────────────────────────────────────┐
│ 是否存在以下情况:                                   │
│ 1. 既往经阴道宫颈环扎失败史;                         │
│ 2. 宫颈癌广泛宫颈切除术后;                           │
│ 3. 宫颈裂伤;                                       │
│ 4. 宫颈组织解剖异常,宫颈发育不全、宫颈锥切术后、        │
│    严重宫颈疤痕等;                                  │
│ 5. 接受IVF治疗的宫颈机能不全者可优先考虑经腹腔镜        │
│    下宫颈环扎                                       │
└─────────────────────────────────────────────────┘
           │                        │
      ┌─────────┐              ┌─────────┐
      │    是    │              │    否    │
      └─────────┘              └─────────┘
           │                        │
  ┌─────────────────┐      ┌─────────────────┐
  │  经腹腔镜下宫颈环扎 │      │   经阴道宫颈环扎   │
  └─────────────────┘      └─────────────────┘
```

手术绝对禁忌症:
1. 致死性胎儿畸形;
2. 有宫内感染证据(绒毛膜羊膜炎);
3. 活动性出血;
4. 有早产宫缩;
5. 胎膜破裂

术前评估

手术相对禁忌症:
1. 前置胎盘;
2. 胎儿生长受限

术前谈话

```
  ┌─────────────────┐      ┌─────────────────┐
  │   预防性宫颈环扎   │      │   紧急宫颈环扎     │
  └─────────────────┘      └─────────────────┘
           │                        │
  ┌─────────────────┐      ┌─────────────────┐
  │   McDonald式      │      │   Shirodkar式    │
  └─────────────────┘      └─────────────────┘
```

术后观察:生命体征;胎儿情况评估;宫颈血供情况
术后治疗:抗宫缩治疗,血栓预防

出院医嘱:
1. 着重交代宫颈环扎线拆除时机;
2. 监测宫颈长度及宫缩情况

图 11.2 经阴道宫颈环扎术处置流程

（李艳辉）

第三节 经腹腔镜下宫颈环扎术

一、概述

宫颈功能不全（Cervical insufficiency）并无统一的定义和诊断标准。宫颈机能不全通常是由于子宫颈先天发育异常或者损伤导致的宫颈机能异常，不能维持妊娠，导致妊娠中晚期流产或早产。宫颈机能不全孕期宫颈管可出现无痛性扩张，羊膜囊从宫颈外脱出甚至到达阴道。流行病学研究资料显示，宫颈机能不全的发病率在0.1%~2%，并呈上升趋势。国内的一项单中心回顾性研究结果显示，宫颈机能不全的发病率从2013年的1.1%上升到2017年的2.8%。2019年加拿大妇产科医生协会（SOGC）的指南认为约1%的孕产妇存在宫颈机能不全。

宫颈环扎手术（cervical cerclage）是宫颈机能不全的有效治疗方法，传统的宫颈环扎手术主要是经阴道进行，术式有Shirodkar和MaDonald式宫颈环扎术。经腹宫颈环扎术可用于阴式宫颈环扎失败者或宫颈极短患者，手术部位位于宫颈内口处，效果更好。经腹宫颈环扎术可通过开腹手术或腹腔镜手术完成。目前的研究结果显示腹腔镜下宫颈环扎术在治疗宫颈机能不全，预防早产、流产的效果上，不差于甚至优于开腹手术，且腹腔镜下宫颈环扎具有微创、失血少、术后恢复快、患者卧床时间短等优点。

二、诊断标准

1. 宫颈机能不全的诊断标准（国内标准）

① 有明确的多次中期妊娠自然流产病史；

② 无痛性宫颈扩张，在无明确宫缩痛的情况下宫颈管消失，羊膜囊突出；

③ 非孕期，可将8号宫颈扩张器无阻力置入宫颈管内直至宫腔；

④ 非孕期时子宫输卵管造影证实子宫峡部漏斗区呈管状扩大；

⑤ 非孕期时超声测量宫颈管宽径＞0.6cm。

符合上述诊断标准中的第1条，并符合其他4条中任何1条即可确诊。

2. 经腹宫颈环扎的适应证

由于经阴道环扎的环扎位置通常仅在宫颈的中段或者中上段，很难达到宫颈管内口的水平，所以理论上说，经阴道环扎是不能避免宫颈内口扩张的。经腹宫颈环扎术是治疗难治性宫颈机能不全或经阴道环扎术解剖受限患者的一种高效、耐受性良好的手术治疗方法。与经阴道宫颈环扎术相比，经腹宫颈环扎术的优点包括：环扎带更靠近宫颈内口，对宫颈的机械支持更大；随着妊娠的进展，环扎带偏移的风险更低；阴道内无异物，宫内感染的风险更小。

（1）既往行经阴道宫颈环扎术失败的女性（依据病史诊断的宫颈机能不全或者超声提示宫颈机能不全的女性，接受非紧急宫颈环扎术后发生28周内分娩）2020年的一项RCT中，对于前次经阴道宫颈环扎失败的患者（14～24周胎儿丢失或早产），随机分为接受经腹环扎术和重复阴道环扎术两组。结果显示：经腹环扎术组的早产率显著低于经阴道环扎术组（8%对38%）。

（2）广泛宫颈切除术后有生育要求的女性建议行经腹腔镜下宫颈环扎术。

（3）宫颈机能不全合并宫颈解剖异常（宫颈过短、锥切后宫颈组织缺失或者严重瘢痕等）及阴道炎症不能经阴道手术者。

（4）前次分娩导致宫颈裂伤者。

（5）由于腹腔镜下宫颈环扎术在治疗宫颈机能不全上的效果优于经阴道环扎，对于临床诊断宫颈机能不全同时需借助辅助生殖助孕的患者，也可以作为首选的环扎术式。

3. 经腹宫颈环扎的禁忌证

（1）绝对禁忌证　有腹腔镜手术禁忌证（如凝血功能障碍或其他重要器官严重疾病）；盆腹腔手术史、盆腔炎症疾病或子宫内膜异位症等疾病导致盆腹腔严重粘连、陶氏腔封闭患者。孕期经腹患者的禁忌证包括存在致死性胎儿畸形、宫内感染、活动性出血、早产宫缩，以及胎膜破裂。出血和早产宫缩如果缓解，那么它们可以成为相对禁忌证。

（2）相对禁忌证　盆腹腔手术史，考虑存在盆腹腔粘连者。前置胎盘、胎儿生长受限。

4. 环扎时机

腹腔镜下子宫峡部环扎术可在非孕期或孕期进行。非孕期子宫正常大小，容易暴露视野，宫腔内放置操纵器更有利于手术操作。文献报道的孕期腹腔镜下环扎手术多在早孕期进行。孕期进行手术有可能对妊娠产生影响，如手术刺激可引起宫缩，使手术失败率增加；缝扎过松可使胎膜早破、难免流产或早产风险增加。孕期子宫增大，手术操作视野受限，使手术难度增加。此外，妊娠期盆腔血液供应丰富，血管增多、血管面积增加，使术中失血量明显增多。目前，并没有证据说明孕期环扎手术成功率高于非孕期手术。

（1）孕前经腹腔镜下宫颈环扎　月经干净后 3～7 天，未同房。

（2）孕期经腹腔镜下宫颈环扎　通常在早孕晚期、中孕早期（孕 10～14 周）进行。

三、准备事项

1. 治疗前病情评估

（1）病史采集　详细询问患者月经、婚育史，重点询问患者的生育史：是否有前次经阴道环扎失败病史？是否有陈旧性宫颈裂伤、宫颈锥切或广泛宫颈切除术病史？是否存在反复（≥3 次）孕 13～27＋6 周的中期妊娠流产或未足月早产病史？是否在前次流产或早产中存在无痛性的宫颈扩张、羊膜囊膨出、胎膜早破等？还需特别关注患者的既往盆腹腔手术病史，有无结核、盆腔炎症病史等。

（2）查体及全身状况评估　包括身高、体重、体重指数；妇科检查；阴道分泌物检查和阴道分泌物培养；尿常规（必要时行尿细菌培养）；全血细胞计数；肝、肾功能；空腹血糖；出凝血时间；心电图。

（3）彩色多普勒超声检查　行妇科超声检查，评估子宫及双侧附件情况；对于拟行孕期腹腔镜下环扎手术的患者，还需超声评估胎儿发育情况及有无结构性畸形；测定宫颈长度和宫颈内口扩张大小。

2. 治疗期间病情评估

术后严密监测患者生命体征，并注意患者腹部切开口愈合情况。患者出院时完成对患者生育指导的宣教，指导患者术后可尽快备孕。

3. 副反应评估

腹腔镜下宫颈环扎可能的手术并发症和风险包括术后感染、出血、宫颈环扎线脱落/移位、宫颈裂伤、慢性盆腔痛。

4. 沟通内容

腹腔镜下宫颈环扎手术前需向患者及家属交代以下手术相关风险：

（1）手术中、手术后可能发生隐匿性疾病突发，严重时危及生命。

（2）可能发生大出血，必要时需输血以纠正失血性休克，严重时危及生命；术中发现盆腔粘连严重，术中出血多，手术困难，需中转开腹手术。

（3）因解剖变异，严重粘连，可能无法避免损伤周围及附近器官组织，如宫颈、阴道、膀胱、输尿管、肠管等，术中发现术中修补，术后发现有二次手术可能。

（4）术中可能使用特殊医疗用品，如超声刀、止血纱布、特殊缝线等。

（5）有发生皮下气肿、空气栓塞、高碳酸血症、气胸、肩周疼痛等腹腔镜手术并发症可能。

（6）术中、术后有发生心、脑血管意外可能，危及生命；有发生血栓性疾病如下肢血栓性静脉炎、急性肺栓塞等可能，危及生命，甚至猝死。

（7）术后可能发生感染，严重时导致全身感染、败血症、脓毒血症，危及生命。

（8）术后可能发生伤口再出血，切口愈合不良，需对症处理和治疗。

（9）术后有发生肠胀气、肠粘连、肠梗阻甚至肠坏死，需对症治疗。

（10）术中可能发生出血，严重的大出血，必要时需中转开腹，甚至需手术切除子宫，切除子宫后患者丧失月经及生育能力。

（11）孕中期胎儿丢失（死胎、胎盘早破）或发生难以抑制的早产时，需要紧急行经腹或腹腔镜切断环扎带，才能娩出胎儿，或剖宫取胎。

（12）宫颈环扎术后，无法保证患者妊娠至足月，仍有可能发生先兆流产，胎膜早破，难免流产。

（13）患者妊娠期间如若出现宫缩不可抑制，需行手术方可拆除缝线。若宫缩过强，可能发生宫颈撕裂伤、子宫破裂，严重时大出血，有切除子宫、丧失月经及生育能力可能。

（14）腹腔镜下宫颈环扎不影响女性的生育力，但仍有部分患者发生不孕的可能。

（15）宫颈缺血坏死、粘连的可能。

（16）妊娠后仅能选择剖宫产分娩。

（17）环扎带只能在剖宫产手术时拆除。若有再次生育的意愿，环扎带可保留。

（18）环扎带累及腐蚀膀胱、宫颈、子宫旁血管或者输尿管等的可能。

（19）术后有发生慢性盆腹腔痛、盆腔炎症的可能；必要时需再次手术拆除缝线。

（20）环扎带侵蚀、脱落的可能。

（21）其他无法预料或者不能防范的不良后果和医疗风险。

5. 手术所需物品及器械

5mm宽的聚丙烯环扎带（Mersilene，慕丝林环扎带）、举宫器（孕前腹腔镜环扎使用）、常规宫/腹腔镜器械。

四、治疗流程

1. 手术具体操作

（1）孕前期腹腔镜下宫颈环扎术　一般均需采用宫腹腔镜联合手术。接受腹腔镜下宫颈环扎手术的患者，多有前次阴道环扎失败和多次流产宫腔操作病史，因此务必先行宫腔镜检查，确保宫腔形态正常（无宫腔粘连、内膜息肉、黏膜下肌瘤等存在的情况下，再行腹腔镜下宫颈环扎术。若有宫腔粘连，需推迟环扎）。麻醉方式采用气管插管全身麻醉。

① 麻醉成功后，患者取截石位，常规消毒铺巾，上尿管。

② 取脐上切口，建立人工气腹，置镜置穿刺鞘，在腹腔镜监视下置举宫器。以下手术步骤又分为宫颈前方和后方打结法。

① 宫颈后方打结法

a. 打开膀胱腹膜返折，将膀胱自宫颈推开，暴露子宫颈峡部及两侧的子宫血管（无需解剖得过于清楚，只要能看清楚子宫血管轮廓即可，以免引起不必要的出血，但膀胱和子宫间有粘连者应将膀胱下推）（图 11.3）。

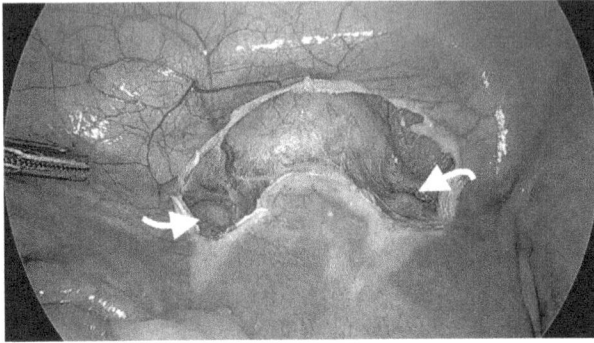

图 11.3　宫颈后方打结法

b. 采用两端带针的聚丙烯环扎带（Mersilene，慕丝林环扎带）。事先将慕丝林缝针掰直（图 11.4），在子宫峡部与子宫血管之间的无血管区由前向后进针，出针点仍选择在子宫峡部与子宫血管之间。

c. 宫腔镜检查排除环扎带穿过宫颈管腔。

d. 于子宫峡部后方打结 4～6 个，松紧度以宫颈管能通过 6 号宫颈扩张器为宜。避免宫颈管过宽，以免宫腔内感染或胎膜早破。也不可缝扎过紧，避免早孕期发现胚胎停育需终止妊娠时清宫困难。

e. 在第一道环扎带上方，再次按上述步骤 a～d 所述方法实施第二道环扎。

f. 缝合膀胱腹膜返折。

② 宫颈前方打结法

a. 无需切开膀胱腹膜返折；

b. 使用慕丝林环扎带于宫骶韧带宫颈附着点上方 1.5cm 处，宫颈与子宫血管之间，由后向前进针（图 11.5）；

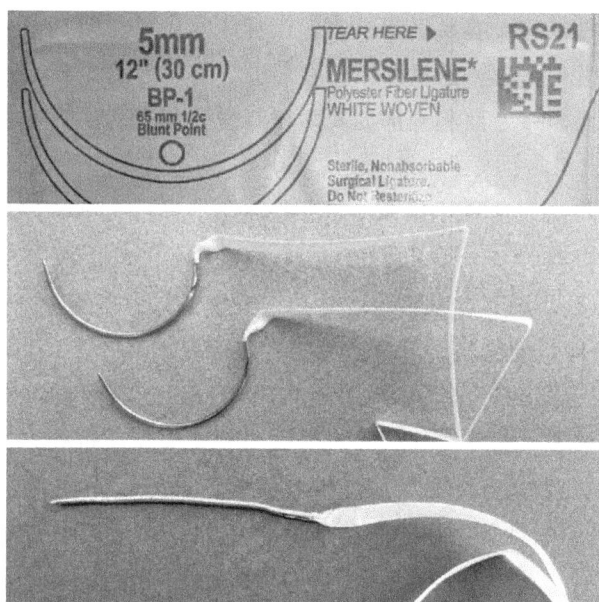

图 11.4　慕丝林缝针

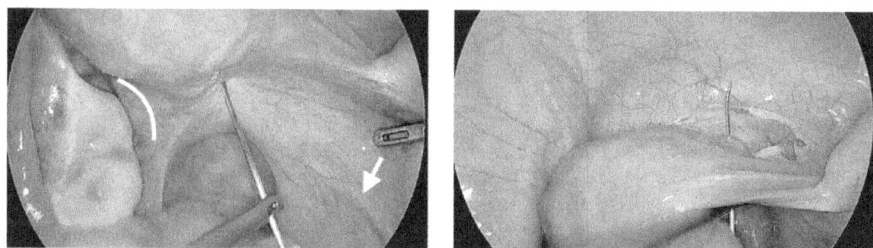

图 11.5　宫颈前方打结法

c. 宫腔镜检查排除环扎带穿过宫颈管腔；

d. 在子宫峡部前方打结，松紧度以宫颈管能通过 6 号宫颈扩张器为宜（图 11.6）。

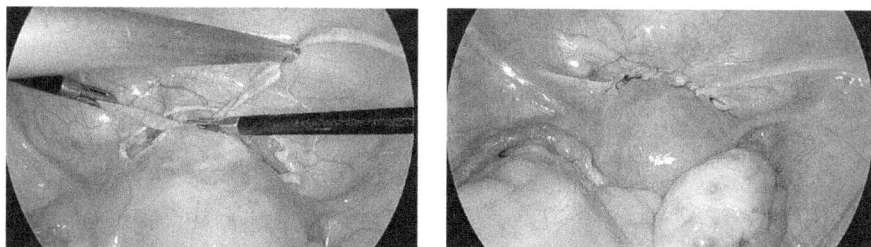

图 11.6　子宫峡部前方打结

有学者认为打在前方容易引起粘连，但拆线时较容易辨认寻找，打在后方则空间较大，不易引起粘连，建议线结打在后方。有学者打结后用丝线将最末端线结缝靠在子宫下段，一方面起到加固及防止滑脱作用，另一方面避免线结凸起引起粘连。

（2）孕期腹腔镜下宫颈环扎术　如果是在孕期进行子宫峡部环扎，则不需要在宫腔内放置举宫器。

① 麻醉成功后，患者取截石位，常规消毒铺巾，上尿管。

② 取脐上切口，建立人工气腹，置镜置穿刺鞘。

③ 用超声刀将圆韧带剪断，助手钳夹圆韧带近子宫断端，将子宫牵拉向一侧，暴露术侧阔韧带，剪开阔韧带无血管区至膀胱腹膜反折处，用宫颈钳钳夹推起宫颈，超声刀剪开膀胱腹膜反折，推开膀胱。暴露子宫峡部宫旁血管束，以Mersilene 环扎带的弯针分别由子宫血管束的内侧、由后向前进针，将线结打在子宫峡部前方。

④ 打结后不剪断环扎带，将环扎带的穿刺针自血管内侧由前向后穿刺，绕过宫颈后方，再自子宫峡部另一侧血管内侧由后向前穿刺，到达子宫峡部前方，再次环扎子宫峡部，完成子宫峡部双重环扎。

早孕期在宫颈峡部环扎时不能检测宫颈管直径，以尽可能扎紧子宫峡部为标准，变软的子宫峡部使其更容易被扎紧。此类患者在孕足月剖宫产时一定要检查宫颈管的直径，如果宫颈管完全闭合则需要拆除缝线，以免恶露不能排出而潴留于宫腔。

2. 术后观察及评估

（1）术后终止妊娠的方法　经腹腔镜下环扎的患者足月妊娠或可存活的早产儿需要采取剖宫产终止妊娠。对于早孕期（＜12 周）胎停、胎儿畸形终止妊娠可采用人工流产吸刮术。孕中期胎儿畸形、死胎、不可抑制的早产且胎儿不能存活，且孕周较大胎儿不能经阴道娩出时，可选择三种分娩方式：第一种是剖宫取胎术，该手术方式创伤较大，且日后再次妊娠时子宫破裂的风险增加，一般不建议采用；第二种是切开后穹窿拆除缝线，经阴道娩出胎儿。但该缝扎位置较高，当合并粘连时经阴道拆除缝线有一定困难，孕期盆腔充血，术中失血多，损伤肠管风险增加；第三种是经腹腔镜或经腹部小切口切断缝线，然后经阴道娩出胎儿，待准备再次妊娠时可再行腹腔镜下子宫峡部环扎术。后两种手术方式可保持子宫的完整性，经腹部小切口/腹腔镜拆除缝线，让不能存活的胎儿自阴道娩出为目前大多数学者所推荐的方式。

（2）遗留缝线的处理　一次环扎可妊娠一次以上，有报道一例经腹环扎的患者术后成功足月妊娠分娩 3 次，最后因患者要求拆除缝线。对于有继续妊娠要求的患者可保留缝线。有文献报道 Mersilene 带腐蚀、穿透子宫下段。Whittle 报道一例患者缝线腐蚀经后穹窿脱入阴道内，分娩时经后穹窿拆除。Mark 报道有 2 例患者分娩后有慢性盆腔痛，腹腔镜下取出缝线后症状缓解。然而，对大多数妇女来说，保留环扎线尚未见明显的副作用。因此，无症状时可保留环扎线，当患者有反复盆腔炎症、慢性盆腔痛时可考虑腹腔镜手术取出缝线。

经腹腔镜下宫颈环扎术处置流程见图 11.7。

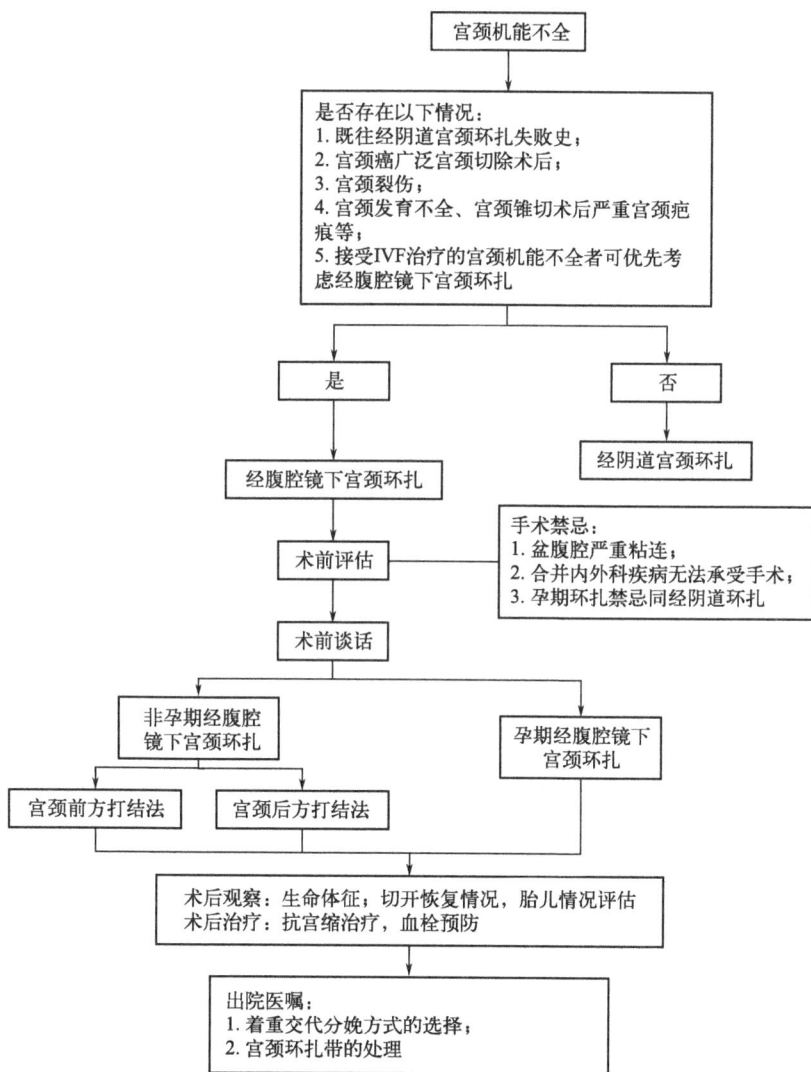

图 11.7　经腹腔镜下宫颈环扎术处置流程

（李艳辉）

参考文献

［1］ Verma D，Kaur H，Chaudhary A，et al. History of human in-vitro fertilization (IVF) and assisted reproduction techniques (ART) ［J］. International Journal of Scientific Research in Modern Science and Technology，2022，1 (1)：18-27.

［2］ Passos E P. History of assisted reproduction：lessons learnt and future challenges ［J］. Reviews in Gynaecological Practice，2004，4 (4)：199-202.

［3］ Petch S，Crosby D. Updates in Preimplantation genetic testing (PGT) ［J］. Best Practice & Research Clinical Obstetrics & Gynaecology，2024：102526.

［4］ Piersanti V，Consalvo F，Signore F，et al. Surrogacy and "procreative tourism". What does the future hold from the ethical and legal perspectives? ［J］. Medicina，2021，57 (1)：47.

［5］ Asplund K. Use of in vitro fertilization—ethical issues ［J］. Upsala journal of medical sciences，2020，125 (2)：192-199.

［6］ Coelho Neto M A，Ludwin A，Borrell A，et al. Counting ovarian antral follicles by ultrasound：a practical guide ［J］. Ultrasound in Obstetrics & Gynecology，2018，51 (1)：10-20.

［7］ Rouleau D，Case A，Gamelin A，et al. A practical method for ultrasonographically monitoring the day-to-day growth of individual ovarian follicles in women undergoing assisted reproduction ［J］. Ultrasound in medicine & biology，2012，38 (6)：1004-1010.

［8］ 陈子江，刘嘉茵，黄荷凤，等. 不孕症诊断指南 ［J］. 中华妇产科杂志，2019，54 (8)：505-511.

［9］ 杨一华，黄国宁，孙海翔，等. 不明原因不孕症诊断与治疗中国专家共识 ［J］. 生殖医学杂志，2019，28 (9)：984-992.

［10］ 乔杰，马彩虹，刘嘉茵，等. 辅助生殖促排卵药物治疗专家共识 ［J］. 生殖与避孕2015，35 (4)：211-223.

［11］ 陈子江，田秦杰，乔杰，等. 早发性卵巢功能不全的临床诊疗中国专家共识 ［J］. 中华妇产科杂志，2017，52 (9)：577-581.

［12］ Inhorn M C，Patrizio P. Infertility around the globe：new thinking on gender，reproductive technologies and global movements in the 21st century ［J］. Hum Reprod Update，2015，21 (4)：411-426.

［13］ Keihani S，Verrilli L E，Zhang C，et al. Semen parameter thresholds and time-to-conception in subfertile couples：how high is high enough? ［J］. Hum Reprod，2021，36 (8)：2121-2133.

［14］ Lv M Q，Ge P，Zhang J，et al. Temporal trends in semen concentration and count among 327 373 Chinese healthy men from 1981 to 2019：a systematic review ［J］. Hum Reprod，2021，36 (7)：1751-1775.

［15］ Wu C，Lipshultz L I，Kovac J R. The role of advanced paternal age in modern reproductive medicine ［J］. Asian J Androl，2016，18 (3)：425.

［16］ Nassan F L，Chavarro J E，Tanrikut C. Diet and men's fertility：does diet affect sperm quality? ［J］. Fertil Steril，2018，110 (4)：570-577.

［17］ Skoracka K，Eder P，Łykowska-Szuber L，et al. Diet and Nutritional Factors in Male (In) fertility-Underestimated Factors ［J］. J Clin Med，2020，9 (5).

［18］ 李兰芳，葛青，陆文昊. 男性不育的相关影响因素流行病学调查分析 ［J］. 中国优生与遗传杂志，

2020 (4): 3.

[19] Boehm U, Bouloux P M, Dattani M T, et al. Expert consensus document: European Consensus State-
ment on congenital hypogonadotropic hypogonadism-pathogenesis, diagnosis and treatment [J]. Nat
Rev Endocrinol, 2015, 11 (9): 547-564.

[20] Melmed S, Casanueva F F, Hoffman A R, et al. Diagnosis and treatment of hyperprolactinemia: an
Endocrine Society clinical practice guideline [J]. J Clin Endocrinol Metab, 2011, 96 (2): 273-288.

[21] Zähringer S, Tomova A, von Werder K, et al. The influence of hyperthyroidism on the hypothalamic-
pituitary-gonadal axis [J]. Exp Clin Endocrinol Diabetes, 2000, 108 (4): 282-289.

[22] Krausz C, Riera-Escamilla A. Genetics of male infertility [J]. Nat Rev Urol, 2018, 15 (6):
369-384.

[23] Loebenstein M, Thorup J, Cortes D, et al. Cryptorchidism, gonocyte development, and the risks of
germ cell malignancy and infertility: A systematic review [J]. J Pediatr Surg, 2020, 55 (7): 1201-
1210.

[24] Finelli R, Leisegang K, Finocchi F, et al. The impact of autoimmune systemic inflammation and asso-
ciated medications on male reproductive health in patients with chronic rheumatological, dermatologi-
cal, and gastroenterological diseases: A systematic review [J]. Am J Reprod Immunol, 2021, 85
(5): e13389.

[25] Peng J, Yuan Y, Cui W, et al. Causes of suspected epididymal obstruction in Chinese men [J]. Urol-
ogy, 2012, 80 (6): 1258-1261.

[26] Silber S J, Grotjan H E. Microscopic vasectomy reversal 30 years later: a summary of 4010 cases by
the same surgeon [J]. J Androl, 2004, 25 (6): 845-859.

[27] Patat O, Pagin A, Siegfried A, et al. Truncating Mutations in the Adhesion G Protein-Coupled Recep-
tor G2 Gene ADGRG2 Cause an X-Linked Congenital Bilateral Absence of Vas Deferens [J]. Am J
Hum Genet, 2016, 99 (2): 437-442.

[28] Agarwal A, Farkouh A, Parekh N, et al. Sperm DNA Fragmentation: A Critical Assessment of Clin-
ical Practice Guidelines [J]. World J Mens Health, 2022, 40 (1): 30-37.

[29] Björkgren I, Sipilä P. The impact of epididymal proteins on sperm function [J]. Reproduction, 2019,
158 (5): R155-r167.

[30] Schlegel P N, Sigman M, Collura B, et al. Diagnosis and treatment of infertility in men: AUA/AS-
RM guideline part I [J]. Fertil Steril, 2021, 115 (1): 54-61.

[31] WHO. WHO LaboratoryManual for theExaminationandProcessingofHuman Semen, 5thed [M]. Cam-
bridge: Cambridge University Press, 2010.

[32] Palnitkar G, Phillips C L, Hoyos C M, et al. Linking sleep disturbance to idiopathic male infertility
[J]. Sleep Med Rev, 2018, 42: 149-159.

[33] Lipovac M, Bodner F, Imhof M, et al. Comparison of the effect of a combination of eight micronutri-
ents versus a standard mono preparation on sperm parameters [J]. Reprod Biol Endocrinol, 2016, 14
(1): 84.

[34] Gunes S, Esteves S C. Role of genetics and epigenetics in male infertility [J]. Andrologia, 2021, 53
(1): e13586.

[35] Schlegel P N. Testicular sperm extraction: microdissection improves sperm yield with minimal tissue excision [J]. Hum Reprod, 1999, 14 (1): 131-135.

[36] Schlegel P N, Sigman M, Collura B, et al. Diagnosis and treatment of infertility in men: AUA/AS-RM guideline part II [J]. Fertil Steril, 2021, 115 (1): 62-69.

[37] Evidence-based treatments for couples with unexplained infertility: a guideline [J]. Fertil Steril, 2020, 113 (2): 305-322.

[38] Sadeghi M R. Unexplained infertility, the controversial matter in management of infertile couples [J]. J Reprod Infertil, 2015, 16 (1): 1-2.

[39] Oei S G, Helmerhorst F M, Keirse M J. Routine postcoital testing is unnecessary [J]. Hum Reprod, 2001, 16 (5): 1051-1053.

[40] Glatstein I Z, Best C L, Palumbo A, et al. The reproducibility of the postcoital test: a prospective study [J]. Obstet Gynecol, 1995, 85 (3): 396-400.

[41] Quaas A, Dokras A. Diagnosis and treatment of unexplained infertility [J]. Rev Obstet Gynecol, 2008, 1 (2): 69-76.

[42] Practice Committee of the American Society for Reproductive Medicine. Diagnostic evaluation of the infertile female: a committee opinion [J]. Fertil Steril, 2015, 103 (6): e44-50.

[43] 陈子江, 刘嘉茵, 黄荷凤, 等. 不孕症诊断指南 [J]. 中华妇产科杂志, 2019, 54 (8): 505-511.

[44] 输卵管通畅性检查专家共识编写组. 输卵管通畅性检查专家共识 [J]. 中华生殖与避孕杂志, 2021, 41 (8): 1.

[45] 郑国, 苗杰, 孙巍, 等. 输卵管造影技术规范中国专家共识 (2022 年版) [J]. 中国实用妇科与产科杂志, 2022, 38 (2): 165-169.

[46] Practice Committee of the American Society for Reproductive Medicine. Fertility evaluation of infertile women: a committee opinion [J]. Fertil Steril, 2021, 116 (5): 1255-1265.

[47] Practice Committee of the American Society for Reproductive Medicine. Effectiveness and treatment for unexplained infertility [J]. Fertil Steril, 2004, 82 (Suppl 1): S160-163.

[48] Kallen C B, Arici A. Immune testing in fertility practice: truth or deception? [J]. Curr Opin Obstet Gynecol, 2003, 15 (3): 225-231.

[49] O'Flynn N. Assessment and treatment for people with fertility problems: NICE guideline [J]. Br J Gen Pract, 2014, 64 (618): 50-51.

[50] 中华医学会生殖医学分会第四届委员会. 不明原因不孕症诊断与治疗中国专家共识 [J]. 生殖医学杂志, 2018, 28 (9): 988-992.

[51] Dankert T, Kremer J A, Cohlen B J, et al. A randomized clinical trial of clomiphene citrate versus low dose recombinant FSH for ovarian hyperstimulation in intrauterine insemination cycles for unexplained and male subfertility [J]. Hum Reprod, 2007, 22 (3): 792-797.

[52] Badawy A, Shokeir T, Allam A F, et al. Pregnancy outcome after ovulation induction with aromatase inhibitors or clomiphene citrate in unexplained infertility [J]. Acta Obstet Gynecol Scand, 2009, 88 (2): 187-191.

[53] Eskew A M, Bedrick B S, Hardi A, et al. Letrozole Compared With Clomiphene Citrate for Unexplained Infertility: A Systematic Review and Meta-analysis [J]. Obstet Gynecol, 2019, 133 (3):

437-444.

[54] Leanza V, Coco L, Grasso F, et al. Unexplained infertility and ovulatory induction with menopausal gonadotropins [J]. Minerva Ginecol, 2014, 66 (3): 303-307.

[55] Somigliana E, Paffoni A, Busnelli A, et al. Age-related infertility and unexplained infertility: an intricate clinical dilemma [J]. Hum Reprod, 2016, 31 (7): 1390-1396.

[56] Veltman-Verhulst S M, Hughes E, Ayeleke R O, et al. Intra-uterine insemination for unexplained subfertility [J]. Cochrane Database Syst Rev, 2016, 2: Cd001838.

[57] Farquhar C M, Liu E, Armstrong S, et al. Intrauterine insemination with ovarian stimulation versus expectant management for unexplained infertility (TUI): a pragmatic, open-label, randomised, controlled, two-centre trial [J]. Lancet, 2018, 391 (10119): 441-450.

[58] Tsafrir A, Simon A, Margalioth E J, et al. What should be the first-line treatment for unexplained infertility in women over 40 years of age-ovulation induction and IUI, or IVF? [J]. Reproductive Biomedicine Online, 2009, 19 (Supplement 4): 47-56.

[59] Van Rumste M M E, Custers I M, Van Wely M, et al. IVF with planned single-embryo transfer versus IUI with ovarian stimulation in couples with unexplained subfertility: an economic analysis [J]. Reproductive Biomedicine Online, 2014, 28 (3): 336-342.

[60] 中国优生科学协会肿瘤生殖学分会. 中国优生科学协会女性生殖道疾病诊治分会. 附件扭转诊治中国专家共识 (2024 年版) [J]. 中国实用妇科与产科杂志, 2024, 40 (8): 826-831.

[61] 任琛琛, 顾向应, 刘欣燕, 等. 宫角妊娠诊治专家共识 [J]. 中国实用妇科与产科杂志, 2020, 36 (4): 329-332.

[62] Elson C J, Salim R, Potdar N, et al. Diagnosis and management of ectopic pregnancy [J]. Bjog, 2016, 123 (13): e15-e55.

[63] Brown R, Gagnon R, Delisle M F. No. 373-Cervical Insufficiency and Cervical Cerclage [J]. J Obstet Gynaecol Can, 2019, 41 (2): 233-247.

[64] Macnaughton M C, Chalmers I G, Dubowitz V, et al. Final report of the Medical Research Council/Royal College of Obstetricians and Gynaecologists multicentre randomised trial of cervical cerclage. MRC/RCOG Working Party on Cervical Cerclage [J]. Br J Obstet Gynaecol, 1993, 100 (6): 516-523.

[65] Shennan A, Story L, Jacobsson B, et al. FIGO good practice recommendations on cervical cerclage for prevention of preterm birth [J]. Int J Gynaecol Obstet, 2021, 155 (1): 19-22.

[66] Owen J, Hankins G, Iams J D, et al. Multicenter randomized trial of cerclage for preterm birth prevention in high-risk women with shortened midtrimester cervical length [J]. Am J Obstet Gynecol, 2009, 201 (4): 375. e371-378.

[67] Ehsanipoor R M, Seligman N S, Saccone G, et al. Physical Examination-Indicated Cerclage: A Systematic Review and Meta-analysis [J]. Obstet Gynecol, 2015, 126 (1): 125-135.

[68] Roman A, Rochelson B, Fox N S, et al. Efficacy of ultrasound-indicated cerclage in twin pregnancies [J]. Am J Obstet Gynecol, 2015, 212 (6): 788. e781-786.

[69] Rafael T J, Berghella V, Alfirevic Z. Cervical stitch (cerclage) for preventing preterm birth in multiple pregnancy [J]. Cochrane Database Syst Rev, 2014 (9): Cd009166.

[70] Premkumar A，Sinha N，Miller E S，et al. Perioperative Use of Cefazolin and Indomethacin for Physical Examination-Indicated Cerclages to Improve Gestational Latency [J]. Obstet Gynecol, 2020, 135 (6)：1409-1416.

[71] Fox R，Holmes R，James M，et al. Serial transvaginal ultrasonography following McDonald cerclage and repeat suture insertion [J]. Aust N Z J Obstet Gynaecol, 1998, 38 (1)：27-30.

[72] Chatzakis C，Efthymiou A，Sotiriadis A，et al. Emergency cerclage in singleton pregnancies with painless cervical dilatation：A meta-analysis [J]. Acta Obstet Gynecol Scand, 2020, 99 (11)：1444-1457.

[73] Mönckeberg M，Valdés R，Kusanovic J P，et al. Patients with acute cervical insufficiency without intra-amniotic infection/inflammation treated with cerclage have a good prognosis [J]. J Perinat Med, 2019, 47 (5)：500-509.

[74] Ito A，Maseki Y，Ikeda S，et al. Factors associated with delivery at or after 28 weeks gestation in women with bulging fetal membranes before 26 weeks gestation [J]. J Matern Fetal Neonatal Med, 2017, 30 (17)：2046-2050.

[75] Ko H S，Jo YS，Kil K C，et al. The clinical significance of digital examination-indicated cerclage in women with a dilated cervix at 14 0/7-29 6/7 weeks [J]. Int J Med Sci, 2011, 8 (7)：529-536.

[76] Lisonkova S，Sabr Y，Joseph K S. Diagnosis of subclinical amniotic fluid infection prior to rescue cerclage using gram stain and glucose tests：an individual patient meta-analysis [J]. J Obstet Gynaecol Can, 2014, 36 (2)：116-122.

[77] Oh K J，Romero R，Park J Y，et al. Evidence that antibiotic administration is effective in the treatment of a subset of patients with intra-amniotic infection/inflammation presenting with cervical insufficiency [J]. Am J Obstet Gynecol, 2019, 221 (2)：140. e141-140. e118.

[78] 夏恩兰.《ACOG 宫颈环扎术治疗宫颈机能不全指南》解读 [J]. 国际妇产科学杂志, 2016, 43 (6)：652-656.

[79] 夏恩兰. 重视宫颈机能不全的防治 [J]. 中国实用妇科与产科杂志, 2014, 30 (2)：4.

[80] Battarbee A N，Pfister A，Manuck T A. Suture thickness and transvaginal cervical cerclage outcomes [J]. Am J Obstet Gynecol MFM, 2019, 1 (4)：100056.

[81] Shennan A，Chandiramani M，Bennett P，et al. MAVRIC：a multicenter randomized controlled trial of transabdominal vs transvaginal cervical cerclage [J]. Am J Obstet Gynecol, 2020, 222 (3)：261. e261-261. e269.

[82] Otsuki K，Nakai A，Matsuda Y，et al. Randomized trial of ultrasound-indicated cerclage in singleton women without lower genital tract inflammation [J]. J Obstet Gynaecol Res, 2016, 42 (2)：148-157.

[83] 王笑非，赵爱民. 孕期经阴道宫颈环扎术治疗宫颈机能不全 [J]. 中国实用妇科与产科杂志, 2014, 30 (2)：105-108.

[84] Moisidis-Tesch C M，Ginsberg N A，Uleer C，et al. The role of cervical cultures to guide perioperative antibiotics in cervical cerclage - a retrospective analysis of 65 consecutive cases [J]. J Matern Fetal Neonatal Med，2016, 29 (22)：3629-3633.

[85] da Costa AO，Clode N，Graça LM. Elective removal of cervical cerclage and onset of spontaneous labor

[J]. Int J Gynaecol Obstet 2014，126（1）：64-66.

[86] Alabi-Isama L，Sykes L，Chandiramani M，et al. Time interval from elective removal of cervical cerclage to onset of spontaneous labour [J]. Eur J Obstet Gynecol Reprod Biol，2012，165（2）：235-238.

[87] 韩俊，何海燕，丁妹. 再次择期宫颈环扎术的临床效果分析 [J]. 中国微创外科杂志，2018，18（12）：1084-1087.

[88] 韩玉，韩方，杨海澜.111 例改良 McDonald 宫颈环扎术患者的临床资料分析 [J]. 实用医学杂志，2019，35（2）：5.

[89] Moawad G N，Tyan P，Bracke T，et al. Systematic review of transabdominal cerclage placed via laparoscopy for the prevention of preterm birth [J]. J Minim Invasive Gynecol，2018，25（2）：277-286.

[90] Marchand G J，Masoud A T，Galitsky A，et al. Complications of Laparoscopic and Transabdominal Cerclage in Patients with Cervical Insufficiency：A Systematic Review and Meta-analysis [J]. J Minim Invasive Gynecol，2021，28（4）：759-768. e752.

[91] Senarath S，Ades A，Nanayakkara P. Cervical Cerclage：A Review and Rethinking of Current Practice [J]. Obstet Gynecol Surv，2020，75（12）：757-765.

[92] Tulandi T，Alghanaim N，Hakeem G，et al. Pre and post-conceptional abdominal cerclage by laparoscopy or laparotomy [J]. J Minim Invasive Gynecol，2014，21（6）：987-993.

[93] Novy M J. Transabdominal cervicoisthmic cerclage for the management of repetitive abortion and premature delivery [J]. Am J Obstet Gynecol，1982，143（1）：44-54.

[94] Clark N V，Einarsson J I. Laparoscopic abdominal cerclage：a highly effective option for refractory cervical insufficiency [J]. Fertil Steril，2020，113（4）：717-722.

[95] 李秋蓉，王延洲，邓艳，等. 早期宫颈癌保留生育功能不同手术方式的妊娠及肿瘤结局——单中心10 年回顾性分析 [J]. 现代妇产科进展，2022，31（5）：5.

[96] 夏恩兰. 宫颈锥切及根治性宫颈切除术后宫颈环扎问题 [J]. 国际生殖健康/计划生育杂志，2017，36（3）：5.

[97] BENSON R C，DURFEE R B. Transabdominal cervicouterine cerclage during pregnancy for the treatment of cervical incompetency [J]. Obstetrics & Gynecology，1965，25（2）：145-155.

[98] Clark N V，Einarsson J I. Laparoscopic abdominal cerclage：a highly effective option for refractory cervical insufficiency [J]. Fertility and Sterility，2020，113（4）：717-722.

[99] 范丽娟，李小娟，师娟子，等. 82 例 IVF-ET 前行腹腔镜下宫颈环扎患者妊娠结局的回顾性分析 [J]. 生殖医学杂志，2021，30（2）：186-191.

[100] Groom K M，Jones B A，Edmonds D K，et al. Preconception transabdominal cervicoisthmic cerclage [J]. Am J Obstet Gynecol，2004，191（1）：230-234.

[101] Whittle W L，Singh S S，Allen L，et al. Leyland N. Laparoscopic cervico-isthmic cerclage：surgical technique and obstetric outcomes [J]. Am J Obstet Gynecol，2009，201（4）：364. e361-364. e367.

[102] 李小娟. 体外受精-胚胎移植术前与孕早期腹腔镜宫颈环扎术的比较 [J]. 中国微创外科杂志，2021，21（11）.

[103] 罗文斌，罗晓青，张羡，等. 腹腔镜子宫颈环扎术后妊娠晚期自发性子宫破裂一例及文献复习 [J]. 中华妇产科杂志，2016，51（5）：371-374.

［104］Vigueras Smith A，Cabrera R，Zomer M T，et al. Laparoscopic Transabdominal Cerclage for Cervical Incompetence：A Feasible and Effective Treatment in 10 Steps ［J］. J Minim Invasive Gynecol，2020，27（5）：1025-1026.

［105］Li W，Li Y，Zhao X，et al. Diagnosis and treatment of cervical incompetence combined with intrauterine adhesions ［J］. Ann Transl Med，2020，8（4）：54.

［106］Moawad G N，Tyan P，Awad C，et al. Surgical variance between postconceptional and preconceptional minimally invasive transabdominal cerclage placement ［J］. Am J Obstet Gynecol，2018，219（4）：414. e411-414. e412.

［107］Paul P G，Saherwala T，Barma P，et al. Laparoscopic Cervical Encerclage in Pregnancy in 6 Steps ［J］. J Minim Invasive Gynecol，2020，27（7）：1478-1479.

［108］Dethier D，Lassey S C，Pilliod R，et al. Uterine evacuation in the setting of transabdominal cerclage ［J］. Contraception，2020，101（3）：174-177.

［109］高蕾，王袆袆，贾宗洋，等．"经阴道拆除式"腹腔镜下宫颈环扎术13例临床分析 ［J］. 现代妇产科进展，2019，28（6）：6.

［110］Scarantino S E，Reilly J G，Moretti M L，et al. Laparoscopic removal of a transabdominal cervical cerclage ［J］. Am J Obstet Gynecol，2000，182（5）：1086-1088.

［111］Agdi M，Tulandi T. Placement and removal of abdominal cerclage by laparoscopy ［J］. Reproductive biomedicine online，2008，16（2）：308-310.

［112］Marx P D. Transabdominal cervicoisthmic cerclage：a review ［J］. Obstetrical & Gynecological Survey，1989，44（7）：518-522.